英国の専門医が教える

減量の方程式

満腹でも痩せていく
究極のダイエットプログラム

THE FULL DIET

医師
サイラ・ハミード
児島修 訳

ダイヤモンド社

THE FULL DIET
by
Dr Saira Hameed

はじめに

「減量成功の方程式」をあなたへ

毎年、減量や運動、睡眠、脳機能、行動変容などについて、新たな科学的発見が何千件もなされています。けれども、体重の問題で困っている大勢の人は、この価値ある新事実を知らされていません。最先端の革新的な発見は研究室や科学雑誌に留まり、それを最も知る必要がある人々のもとには届けられていないのです。

この状況を変えるのが、本書です。

本書の内容はすべて、画期的な科学的知見に基づいています。そのベースになっているのは、極めて効果的な減量成果をもたらすことが実証された、先駆的で多面的な減量プログラム、「フル・ダイエット」です。

「フル・ダイエット」は英国の理工系大学インペリアル・カレッジ・ロンドン〔2025年の「QS世界大学ランキング」で2位にランクされている、世界屈指の名門校〕の医師や科学者である私たちが開発した減量プログラムです。これは、以下のような、「もし〜だったら?」という疑問から生まれたものです。

「もし、科学的知見を患者と共有できたら？」

「もし、この素晴らしい科学の変革の力を患者が享受できるように、適切に設計され、実行しやすく、楽しい減量プログラムを作れたら？」

そこで私たちは、科学的成果を慎重に吟味し、それを自分たちの臨床的な専門知識と組み合わせて、新しい減量プログラムを開発しました。

まず、外部の医学・科学の専門家にプログラムの内容の妥当性を確認してもらい、次に英国を代表するＮＨＳ（国民保健サービス）の減量クリニックであるインペリアル・ウエイト・センターで、患者にこの新しい減量プログラムに参加したいかどうかを尋ねました。その結果、大勢の患者が「フル・ダイエット」の臨床研究に参加したいと申し出てくれたのです。科学に基づいたこの減量プログラムは驚異的な成果をあげ、私たちはこの結果を主要な科学雑誌に発表しました。このプログラムの参加者は、「調節性胃バンディング術」（減量手術の一種。胃の上部をバンドで留めて、食べる量を減らす）を受けた人と同じくらい体重を減らしました。また、**血圧が下がり、糖尿病が改善し、幸福度や心身の健康が飛躍的に向上**しました。

このようなはっきりとした研究結果が出たことで、「フル・ダイエット」（本書では「プログラム」とも呼びます）は、私たちのＮＨＳクリニックでますます多くの人々の減量に役立つようになっています。同時に、本プログラムの驚くべき減量効果が明確になるにつれ、私は自分がクリニックで直接減量指導できる患者の数には限りがあることを実感するようになりました。世の中には、このプログラムの驚くべき減量効果を必要としている人が数えきれないほどいるはずです。だからこそ、私は本書を書くことにしたのです。本書には、本プログラムを通して患者たちが学ぶことのすべてが詳細に記されています。読者は、この実証済の「減量成功の方程式」を、自分自身にも当てはめられます。「フル・ダイエット」は、数キロであれ数十キロであれ、どれだけ体重を減らしたいかにかかわらず、誰にでも役立ちます。このプログラムには、科学に基づいた普遍的な減量のメカニズムを理解し、実践するための方法がはっきりと記されています。あなたは自分の身体の仕組みと、自分にとって最適な体重を保つ方法をよく理解したうえで、快適で充実した生活を送れるようになります。

また、満足感が得にくい食事制限ダイエットとは異なり、「フル・ダイエット」では、**身体が空腹と満腹を感じるメカニズムをうまく利用して、空腹感に悩まされることなく目標とする減量を達成できる**ようになっています。本書の後半に記載したレシピを見れば、本プログラムではしっかりと食事をしながら痩せられることがよくわかるはずです。プログラムの食事は美味しいだけでなく、満腹感も得られるので、充分に満足したうえで、無理なく食べる量を減らせます。**意志の力は必要ありません**。これが、科学の力なのです。このように、本プログラムでは身体の生物学的な仕組みを利用することで、あなたが痩せて充実した人生を送れるように手助けします。太った身体を減量の敵ではなく、同じ目標を目指すパートナーと見なすのです。

さらに、私の患者の多くが実感しているように、「フル・ダイエット」の効果は減量に留まりません。睡眠の質が改善され、定期的な運動の効果で全身に活力が満ちてきます。また、自分のことを大切に思えるようにもなります。本プログラムは、人生全体に大きな波及効果をもたらします。それは、本書のタイトル『THE FULL DIET』（原題）にも表れています。このタイトルは、このプログラムの目的そのものです。それは、身体を十全《フル》に機能させられるようにするだけでなく、肉体的・心理的な飢餓感を満たし《フル》、かけがえのない自分の心身を思いやり、大切にしていく方法を提供することです。

あなたに必要なのは、人体の神秘的な仕組みを知ろうとする好奇心と、すでに大勢の人たちが快適な方法で減量に成功している実践的なプログラムを自分でも試してみようとする、ちょっとした意欲だけです。

「フル・ダイエット」へようこそ。

健康で、幸福で、充実したあなたの未来が、これから始まろうとしています。

本書の使い方

本書の各章の内容は、私の患者たちがグループで参加する、延べ14回（2週間ごと）に及ぶプログラムセッションに対応しています。各セッションでは、その回のテーマに基づき、減量に役立つ科学的知見や情報、ノウハウを詳しく説明します。このプログラムは、腸内細菌のケアから脳の内部構造の理解まで、良くできたシリーズもののテレビ番組を見るような魅力にあふれています。私の患者はよく、「次のセッションでどんなことが学べるのかが楽しみで、次回が待ちきれません！」と言っています。

科学的知識を学ぶことは、ワクワクするものであるべきです。本プログラムの核心にあるのは、**「科学は面白い」**という考えです。特に、科学を日常生活に役立てようとするときは、そうあるべきです。プログラムセッションと同様、本書の各章では、まず減量に役立つ科学的知見を詳しく説明し、最後にそれを実践的な方法にまとめています（私たちはそれを「プログラムツール」とも呼んでいます）。これらのツールは、あなたを減量の成功へと導きます。ただし、必ずしもすべてのツールを実践しなければならないわけではありません。**このプログラムには、必ず従わなければならない「規則」はありません。**その代わり、実践の方法は「チョイス」という名称で提示されます。まず、科学的知識を基に、本書で紹介する方法が推奨される理由を説明します。その理解を基に、自分に合ったツールを選択してください。これはお仕着せではない、あなた自身のプログラムであり、あなたが自分に合った形で実践していくものなのです。

同様に、本書を読むペースも自由に選択できます。最後までいったん読み通してから本書の内容を実践し始めてもいいですし、各章を読み終えるごとにその内容を実践し、その後で次章に進んでも構いません。自分に合った方法で読み進めてください。**減量は短距離走ではありません。**本書が提案するのは、生涯にわたってライフスタイルそのものを変え、痩せてすっきりした心身の状態を保ちながら生きていくことです。本書の方法を実践するにつれて、こうした生活の変化が、豊かでやりがいのあるものであることに気づくはずです。

なお、私のもとで本プログラムに参加する患者は、事前に医師の面談を受けています。あなたもフル・ダイエットを始める前に、主治医と相談することをおすすめします（P268）。自分の健康状態と服用状況を鑑み、問題がないと判断したうえでプログラムを開始してください。

プログラムの中で私の好きな瞬間は、最初のセッションが始まる直前の教室で湧き上がる、患者たちの期待のざわめきを感じるときです。本書の場合なら、第1章が始まる直前の、今この瞬間がそれに相当するのかもしれません。私は、本プログラムに多くの患者たちの人生を大きく変える効果があることを目の当たりにしてきました。それだけに、読者の人生にこうした変化が起こり得ることに対して、とてもワクワクした気持ちを抱《いだ》いています。直接お会いできないのは残念ですが、フィールドのすぐ脇から選手たちに声をかけるコーチのように、あなたの進捗を一歩一歩応援していきます。

では、さっそく始めましょう！

目次

第2章

食欲

「空腹感」と「満腹感」を司る、腸と脳の伝達システム

第3章

食事時間

「いつ食べるか」「いつ食べないか」が減量成功の鍵

第4章

腸内環境

自然に痩せていく腸内細菌の科学

第5章 運動

「カロリー消費」ではない真の目的とは?

第6章
睡眠
ぐっすり眠れば太らない

第7章
遺伝
親から受け継いだ「太りやすい体質」は乗り越えられる

第8章

超加工食品

「不自然」な食べ物が私たちを太らせる

第9章

歴史の教訓

肥満の原因は「現代人のライフスタイル」

第10章

言葉

ポジティブな「セルフトーク」が成功を導く

第11章 目標

望みを明確にするだけで、ゴールに大きく近づける

第12章 脳の働き

私たちを太らせる「古代脳」の力をコントロールせよ

第13章

気分

減量ストレスの魔の手から逃れる

第14章

「自然に」痩せる秘密

無理なく体重管理できる人が実践していること

＊本文中の〔　〕は訳注です

第1章

食べ物

「脂肪蓄積マシン」にならないための食事術

プログラム参加者の声

「私は以前、高血圧や2型糖尿病、高コレステロールに悩まされていました。そう、以前は。今では高血圧と糖尿病が改善し、一生飲み続けなければならないと言われていた薬もやめました。私は減量に役立つ身体の仕組みを理解し、食べ物を薬のように見なす方法を学びました。実践したのはそれだけです」

アニル、30キロ減量

誰かに最新鋭のスポーツカーをプレゼントされたとしましょう。あなたはオーナーとして、この高性能で優雅なマシンをどのように扱うでしょうか。最高の状態を保つために、頻繁に整備や洗車をして、慎重に運転し、最高の燃料を使うでしょうか。それとも、無造作に運転をして、駐車場では左右の車ギリギリに停め、ガレージには格納せずに野ざらしにし、たとえその燃料がエンジンにダメージを与えて車を故障させるとわかっていても、安物の燃料を入れるでしょうか？

答えは自明のように思えるかもしれません。しかし不思議なことに、私たちはスポーツカーのような高価な所有物は大切にしようとする一方で、自分の身体のケアはおろそかにしがちです。よく考えてみれば、自分の身体ほど価値のあるものはないにもかかわらず、です。**身体を雑に扱っていると、長い目で見れば悪い結果が生じます。**所有物は交換できますが、身体はそうはいきません。

ガソリン車に軽油を入れれば、車の調子はおかしくなります。しかし、身体に間違った燃料を入れている人は多くいます。そのうえ、膨満感や胸やけ、頭痛、疲労、抑うつ、睡眠不足、体重増加といった形で身体が上げている抗議の叫び声を無視しているのです。間違った燃料を入れられた車がうまく走らないのと同じように、身体が食べ物と見なさない「食べ物」で燃料を補給しても、気分が良くなったり、理想的な体重をキープすることはできません。

この章では、あなたが普段口にしている食べ物が、なぜ減量を妨げているのかを科学的に説明していきます。どんな食べ物があなたの身体に適しているのかも詳しく見ていきましょう。冒頭に引用したプログラムの参加者アニルのように、**食べ物を薬のように見なす方法**も紹介します。この章を読めば、あなたも体重を減らし、健康を取り戻し、爽快な気分を味わうための効果的な処方箋となる食事を摂れるようになります。

インスリン
——脂肪製造機

どんな食べ物も、何らかの成分からできています。炭水化物（パンやパスタ、ライス、朝食用シリアルなど）の成分は、グルコース（ブドウ糖）と呼ばれる糖質です。これらの食品は、体内に入るとすぐに糖（グルコース）に分解され、腸から血液に移動します。朝食にトースト2枚、コーンフレーク1皿、オレンジジュース1杯を摂ると、血糖値の上昇は小さじ24杯分の砂糖を摂ったときと同等になります。糖が血液に到達した時点では、身体には朝食にトーストやシリアル、ジュースを摂ったのか、それともケーキを1切れ食べたのかは区別がつきません。血糖値への影響は同じなのです。

毎日の食事のほとんどを炭水化物（P40「NG食品リスト」）が占めていて、朝食にシリアルとトースト、昼食にサンドイッチとジュース、夕食にパスタを食べているような人がいるとします（世の中には、こうした食事がごく当たり前だと考える人が多くいます）。その場合、1日を通して大量の糖分を摂取することになります。このケースだと、およそ小さじ40杯以上に相当します。しかし実際には、身体が正常に機能するためには、血液中に小さじ1杯程度の糖があれば充分なのです。

身体は血液中に余分な糖があることを好みません。なぜならそれは身体の自然な均衡を乱し、正常な機能を妨げるからです。そして、この**余分な糖を血液から取り除き、血糖値を正常に戻すために、身体は「インスリン」と呼ばれるホルモンを分泌します。**

インスリンは、血糖値を管理する「清掃員」のようなものと見なせます。私たちがパンやライス、じゃがいも、シリアルなどの食品を食べて血液中に余分な糖が増えると、インスリンはそれをほうきで掃いて片付けようとするのです。しかし、インスリンは魔法のように糖を消すわけではありません。身体がすぐに使う必要のない糖を、貯蔵するのです。まず、糖は肝臓と筋肉に貯蔵されます。しかし、ここに貯蔵できる量には限りがあります。そのためそれ以上の余分な糖は、どこか別の場所に保管しなければなりません。そこで**インスリンは、この余分な糖を「脂肪」に変えて蓄えようとするのです。**

つまり、私たちがパンやライス、パスタ、じゃがいも、クラッカー、シリアル、ポテトチップス、ビスケットなどを食べれば食べるほど、血液中に糖が増え、それに応じてインスリンが分泌され、その糖は脂肪として蓄えられてしまうのです。その結果、当然体重は増えます。

私が減量指導する患者たちも、**インスリンを「脂肪製造機」とイメージする**ことで、このプログラムの核となる重要な概念をしっかりと記憶できるようになります。

私の経験上、体重の問題を抱えている人は、英国政府が推奨する「脂質を控え、炭水化物を中心にする」という食生活指針を無批判に受け入れる傾向があります。私のもとに訪れる患者の多くも、朝食にシリアル、昼食にサンドイッチ、夕食にパスタといった食事をしています。そしてその結果、体重を増やし続けてきたのです。

ここまでの説明で、なぜ現代人が太ってしまうのか、その仕組みが理解できたのではないでしょうか。

繰り返しますが、糖質過多の食事をしていると、摂取した糖のほとんどが「脂肪製造機」であるインスリンによって脂肪に変えられてしまいます。このような食生活をしている人は、効率の良い「脂肪蓄積マシン」になってしまうのです。

この悪循環は、本プログラムを実践することで断ち切れます。**美味しく、自然で、低**

糖質の食べ物を摂ることで、あなたは「脂肪燃焼マシン」に変身できるのです。

この変化は、どんな仕組みで起こるのでしょうか？　卵や野菜、ヨーグルト、ナッツ類など、低糖質の食品を食べると、食後の血液中に糖がほとんど残りません。そのため、インスリンを大量に分泌して血液中の余分な糖を脂肪に変える必要がなくなります。それだけではありません。実は身体にとって、**インスリンのレベルが低いことは「脂肪を分解しなさい」という合図になります。**その結果、脂肪は分解され、体重はますます減っていくのです。

「血糖値のジェットコースター」を降りる

炭水化物の多い食事（シリアル、サンドイッチ、パスタ、ビスケット、ポテトチップス、ジュースなど）を摂ると、食後に大量の糖が血液中に流れ込み、血糖値が急上昇します。続けて、この余分な糖を血液中から一掃して脂肪として蓄積するために、インスリンが大量に分泌されます。その結果、血糖値は急降下します。このような血糖値の激しい乱高下は、身体の正常な均衡のメカニズムを混乱させます。なかでも、こうした急激な血糖値の上下動への対処が難しい身体の部位があります――それは、脳です。

血糖値が高い状態から低い状態へと急激に変化すると、私たちは不機嫌になったり、ぼんやりしたり、無気力になったりします。そして、こうした**低血糖による不快な気分を解消するために、糖分の多い食べ物を求めます**。その結果、午前中にビスケットを3枚食べてしまうのです。これはすぐに体内で砂糖小さじ12杯分の糖に分解され、再び血糖値が上がります。

これで一時的に少し気分は良くなりますが、すぐにインスリンが分泌され、糖を脂肪に変えてしまいます。再び血糖値が下がり、疲れやイライラを感じます。そこであなたは早めの昼食を摂ることにし、サンドイッチ1個とポテトチップス1袋、ジュース1本を胃に入れます。これは、砂糖小さじ18杯分の糖分に相当します。こうして、血糖値のジェットコースターは延々と続いていくのです。

幸い、本プログラムが推奨する食事に従えば、この血糖値のジェットコースターから抜け出せます。それは**魚やナッツ、チーズ、肉、果物、卵、野菜などを中心としたもの**で、血糖値の急上昇とそれに続く急激な低血糖を引き起こしません。これらの食品を食べると血糖値が安定し、気分が良くなり、活力も高まります。

昔ながらの知恵に従って脂質を摂る

人類は何万年ものあいだ、自然の摂理に従って、脂質を含む食べ物を食べてきました。黄金色の卵の黄身や、真っ赤な霜降り肉、白く爽やかなココナッツの果肉、緑豊かなオリーブに含まれる油などです。

しかし40年前、先進国の政府が、「脂質を摂ることは、心臓発作などの心血管疾患や、体重増加の原因になる」という考えに基づいた食生活指針を発表するようになりました。その結果、何千年にもわたって人類が食べてきた古代の食材である脂質は、現代に蔓延する病気の原因となる悪者だと非難されるようになったのです。

最近では、こうした**「低脂肪食」を推奨する食生活指針の科学的根拠が疑問視される**ようになっています。当時から、こうしたガイダンスは一部で激しい議論の的になっていました。米国科学アカデミーの会長だったフィリップ・ハンドラー博士による1980年の発言は、低脂肪食に対する当時の科学界の大きな懸念を物語っています。

「健康に何らかの利益をもたらすという証拠がほとんどないにもかかわらず、政府に国民を被験者として大規模な栄養実験を行う権利はないはずだ」。

こうした疑問の声は上がっていましたが、それでも「低脂肪」は健康的な食事の代名詞となり、大勢の人々が食事から脂肪分を取り除きました。乳脂肪分の多い成分無調整牛乳は低脂肪乳に切り替えられました。日曜日のローストチキンの皮は律儀に切り取られ、皿の端にそのまま残されました。濃厚なプレーンヨーグルトは、食べやすくするためにでんぷんや甘味料を加えた低脂肪ヨーグルトに置き換えられました。アメリカの一部の州では、それまで不自然な食品であることを示すためにピンクなどの不快な色に染めることが法律で義務付けられていたマーガリンが、「健康的な」食品と見なされるようになりました。

英国のDEFRA（環境・食糧・農村地域省）が実施した年次報告書などの食品調査は、国民が「低脂肪食を摂りなさい」という政府のガイダンスにきちんと従っていたことを示しています。しかし、同時に憂慮すべき傾向も見られました。祖父母の時代からの昔ながらの**食事が「低脂肪」や「ライト」と表示された食品に置き換えられていく一方で、国民は太り続けていたのです。**

政府が低脂肪食を推奨するガイドラインを発表する直前の1980年には、医学的に「肥満」（Obese）と分類されるのは英国国民の7％しかいませんでした。それが現在では、4分の1前後にも達しています。さらにその下の分類である「過体重」（Overweight）

まで含めると、実に64％もの人々が体重の問題を抱えていることになります。つまり今日の英国では、健康的な体重で生活するよりも、肥満や過体重でいるほうが「普通」なのです。それでも人々は国が推奨するガイドラインを守り、「これが正しい食事である」と指示されたことに真面目に従っています。

興味深いのは、政府から食生活指針に従うよう求められたりせず、何世代にもわたって先祖から引き継がれてきた食事（脂質の多い食べ物も含む）を続けてきた世界各地の伝統的な地域には、痩せた人が多いことです。先進国の人々が、我慢して脂質をカットしながらますます太っていくのとは対照的です。

政府による食生活指針が発表される前は、人々は伝統的な食文化に従っていました。料理や食べ物、食事の方法は、親や祖父母が教えてくれました。どの社会にも、何百年、何千年ものあいだ役立ってきた独自の食の知恵がありました。けれども、政府の食生活指針がこれを変えました。家族の絆を通して培われてきた食事のあり方に疑問が投げかけられ、人々はそれまでの自分たちの食生活に自信が持てなくなってしまったのです。

これは食品業界にまったく新しい需要を生み出しました。スーパーマーケットの棚には「低脂肪」「無脂肪」「ライト」を謳う超加工食品が急増しました。食品から脂肪を除去すると生じる不快な味や水っぽい粘着性は、でんぷんや増粘剤、砂糖を加えて食べやすさを補うことで中和されました。

現代の家庭の台所には、無脂肪乳や低脂肪乳、脂肪0や低糖、カロリーオフなど健康効果を謳ったダイエットヨーグルト、マーガリン、スプレッド、マヨネーズ、皮なし鶏むね肉、缶詰やドリンクなどがあふれています。

けれども、「健康に良い」ことを謳う派手な色合いのパッケージの低脂肪食品を見て、あなたは食欲をそそられるでしょうか？　ダイエットヨーグルトを食べて、満足感が得られますか？　食べ終えた瞬間に、「次は何を食べようかな」と考えてはいないでしょうか？　紅茶にいつもの無脂肪乳ではなく水を入れたとしても、味の違いに気づくでしょうか？

脂質を摂るべき理由

まず、脂質は美味しいです。ローストチキンはパリパリの皮と一緒に食べたいし、野菜は低脂肪のドレッシングをかけるよりもバターでソテーしたいと思いませんか？

次に、**脂質は満腹感を与えてくれます**。私のクリニックを訪れる患者は、低脂肪のヨーグルトを食べてもすぐにお腹が空くと言います。一方、濃厚でクリーミーなギリシャヨーグルトは、天然の脂質を多く含んでいて満腹感を得やすく、食べ過ぎることもまずありません。満腹感は、本プログラムの食事が魅力的と感じる重要な要素のひとつです。

最後に、**オリーブオイルやナッツ類に含まれる脂質を摂ることには、心臓発作や脳卒中のリスクを減らす**などの健康上の利点があります。その効果を如実に物語る、画期的な臨床実験があります。この実験では、被験者を3群に分けました。1群の被験者は低脂肪食を、他の2群の被験者はオリーブオイルまたはナッツ類を加えた地中海式食事を摂取します。すると実験開始後、脂質が心血管の健康にもたらすメリットがはっきりと実証されたため、同実験は早い段階で中止されました。低脂肪食群の被験者の心臓発作や脳卒中の発生率が他の2群に比べてはるかに高いとわかったことで、実験をこのまま継続することは倫理的ではないと判断されたのです。

「脂質」を摂っても太るわけではない

プログラム開始直後の段階では、参加者から「脂肪を摂ったら太りませんか?」とよく質問されます。私はその度に、答えが「ノー」であることを喜んで説明して、相手を安心させます。この章の冒頭で説明したように、**私たちを太らせるのは糖です**。肉や魚、オリーブオイル、乳製品、ナッツ類、種子に含まれる天然の脂質を摂っても、太るわけではないのです。この誤解の大きな原因になっているのが、食べ物に含まれる「脂肪」(脂質)と、私たちの身体の「脂肪」がどちらも「ファット」(fat)と呼ばれているという言葉の問題です。実際には、身体の脂肪(体脂肪)の正式な医学用語は「脂肪組織」(adipose tissue)と言います。**「脂肪を摂ると太る」という考えから抜け出すため、これからは体脂肪を「脂肪組織」と考えてみてください**。そうすれば、食べ物の中の「脂質」と身体の中の「脂肪」がまったくの別ものであり、言葉の偶然の一致が何十年にも及ぶ混乱をもたらしていることを理解しやすくなるはずです。

脂質を摂るとコレステロール値が上がる?

他に患者からよく尋ねられるのが、「脂肪を食べたらコレステロール値が上がりませんか?」という質問です。脂質を多く摂ると動脈が詰まりやすくなり、心臓発作や脳卒中になるのではないか、と恐れているのです。

しかし、血液検査で測定されるコレステロールは、私たちが食べたものではありません。それは、私たちの体内（肝臓）で作られたものなのです。**コレステロールをどれだけ摂ったかは、コレステロール値にほぼ関係ありません。**実際、米国政府の食生活指針では、以前はコレステロール摂取量を制限することが推奨されていましたが、現在では撤廃されています。

また、私はコレステロールに関して患者を安心させられる答えも示せます。なぜなら、私たちの調査研究でも、クリニックの現場でも、本プログラムに従うことで、患者の血中コレステロール値が改善された実績があるからです。患者たちは、天然の食材に豊富に含まれる健康的な脂質を摂るようになったことで、心臓に良い善玉コレステロールであるHDLコレステロールの値が増加し、中性脂肪（トリグリセリド）の値は低下していました。中性脂肪は血液中の脂肪粒子で、心臓発作や脳卒中のリスクが高いメタボリックシンドロームに関連しています。中性脂肪値が下がると、これらの疾患の発症リスクは減ります。彼らは台所から低脂肪食品を一掃し、祖父母の世代が食べていたのと同じ美味しい脂質を摂取しているにもかかわらず、コレステロール値は改善しているのです。

おばあちゃんはどんなものを食べていた？

私たちのおばあちゃんは、ローストチキンや野菜のバター炒めを作るとき、その食事が健康的かどうかを確認するために、食品ラベルを読んだり、アプリを参照したりする必要はありませんでした。彼女が知っていたのは、先祖から受け継いだレシピでローストチキンを作ること、それがとても美味しく、家族全員の大好物であるということだけでした。こうした食生活の知恵は、食べることをごく単純なものにしてきました。しかし今では、それは混乱と心配に取って代わられています。その理由は、食べ物が必要以上に複雑になったからです。現代人は、鶏肉や魚、卵、ナッツ、にんじん、いちごなど、明らかに食べ物であるとわかるものではなく、**長い原材料名が書かれた食品を口にする機会が増えています**。それらは人類史の大部分を通じて食べられてきたものとはかけ離れているため、身体がそれを食べ物と見なさないこともあります。

この点を説明するために、私はプログラムのセッション1（テーマは「食事」）で、ある食品のラベルを見せ、それがどんな食品の原材料かを患者に考えてもらいます。

小麦粉、砂糖、大豆油およびパーム油（酸化防止剤（E319））、果糖ぶどう糖液糖、デキストロース、ぶどう糖液糖、チョコレートチップ（7.2%）（砂糖、チョコレートパウダー、デキストロース、ココアバター、大豆レシチン、牛乳、バニラエッセンス）、小麦粉、塩、加工デンプン、膨張剤（E500、E541）、天然色素（E150a）、ゼラチン（牛由来）、増粘剤（E481）、食品デンプン、安定剤（E472e）、天然および人工香料、キサンタンガム、卵白、大豆レシチン、着色料（E129、E110、E102、E132）

ある患者は、この食品が何かは当てられませんでしたが、「糖尿病になるための材料がすべて入っている！」という面白い回答をしました。

正解は、チョコレートチップ風味のトースター菓子です。しかしここでのポイントは、この食品が何かを当てることではありません。重要なのは、工場生産されたビスケットや冷凍デザートであれ、コーヒーショップのマフィンであれ、それが**何かを理解できないような成分が大量に含まれている食品は、身体が本当に求めている燃料にはならない**と理解することなのです。

私たちの祖父母は、このような食品を食べていませんでした。にもかかわらず、全般的に彼らは健康的な体重を保ち、糖尿病や他の疾患とも無縁でした。現代人は過去数十年間、祖父母の世代とは異なる食生活をしてきました。その結果、望ましくない状況に陥っています。私たちは、怪しげな原材料や複雑な成分表の食品をもっと食べるよう努力すれば、健康になれるのでしょうか？　それとも、何世代にもわたって伝えられてきた食の知恵は、実際には間違いではなかったのでしょうか？

祖父母たちがそうであったように、人類が本来食べていたものを食べることで、私たちは体重の問題に悩まされずに生活できるようになるのです。

チョイス

本プログラムでは、まず科学的な理解を深め、次にその知識を使って体重を減らし、健康を向上させるための自分に合った方法を「選んで」実践していきます。各章の末尾には、その章で学んだ減量に役立つ科学的知識を応用するための実践的な方法を、「チョイス（選択肢）」という形でお伝えします。あなたはこれらの中から自分に合ったものを選び、実践することで、身体の生物学的なメカニズムに沿って、減量の目標を達成できるようになります。

チョイス1

身体を「脂肪燃焼マシン」にする食べ物だけを食べる

「フル・ダイエット」では、栄養価の高い自然な食品のみを食べます。サプリメントや食事の代替品（「ミールリプレイスメント」とも呼ばれる）は推奨しません。**カロリー計算はしませんし、毎回食べるものを計量したりもしません。**食材はいつものスーパーで買えるものですし、レストランや社交の場で外食も楽しめます。何より、「私は自分の身体を大切にしていて、適切な燃料を与えている。だから身体の調子が良くなり、気分も爽快になる」と実感しながらこれらを実践していけます。

まず最初に、本プログラムが推奨する「OK食品リスト」には、「NG食品リスト」に比べてはるかに栄養価が高く、美味しく、バラエティに富んだ食品が記載されていることに留意してください。これらのNG食品は、過去数十年間、欧米の食生活の中心でした。そのため、「身体にとって不可欠な食品」という誤った印象を人々に与えてきました。しかし実際には、健康に良いとは言えず、体重を増加させてしまう食品なのです。

本プログラムでは、**糖に分解されない食べ物を中心にした食事をします。**そのため、インスリン値を低く保てます。**インスリン値が低いと、脳から身体に脂肪を分解させるための信号が送られるので、体重は減ります。**つまり「OK食品リスト」の食べ物は、あなたの身体を効率的な脂肪燃焼マシンに変えるのです。

魚介類

・生鮮または冷凍の魚介類（パン粉や衣、下味の調味料など、他の材料が加えられていないもの）

その他

・フムス（ひよこ豆）、ザジキ（ヨーグルトときゅうり）、ワカモレ（アボカド）などのディップ類
・バジルペースト
・マヨネーズ（材料がシンプルで、添加物の少ないもの）
・マスタード（添加物が少ないもの）
・酢（白ワインビネガーやりんご酢など）
・調理用油（オリーブオイル、ラード、ココナッツオイル、ギーなど）
・ハーブ、香辛料（生または乾燥）
・オリーブ
・豆腐
・生の無塩ナッツ（アーモンド、マカダミアナッツ、ピーカンナッツ、ピスタチオ、クルミなど。1日にひとつかみ程度。はちみつなどが添加されていないもの）
・ナッツバター（ピーナッツバターやアーモンドバターなど。1日小さじ2杯程度。砂糖が入っていないもの）
・種子類（亜麻仁／フラックスシード、麻の実／ヘンプシード、かぼちゃの種、ごま、ひまわりの種など。1日にひとつかみ～ふたつかみ）
・豆類（大豆、レンズ豆、いんげん豆、ひよこ豆など。ベイクドビーンズは不可。1日ひとつかみ程度）
・日持ちするトマト加工品（トマトピューレ、トマト缶、ドライトマトなど）
・良質なダークチョコレート（カカオ分が85～90%のものが望ましい）
・水（炭酸水も可。フレーバーや甘みのある水は不可）
・コーヒー（ミルクは少なめにする。カフェラテは避け、シロップや砂糖は入れない）
・お茶（紅茶、緑茶。砂糖は入れない）
・ハーブティー（カモミール、ミントなど）やフルーツティー

ＯＫ食品リスト

果物と野菜

※野菜は生でも冷凍でもＯＫ　※じゃがいもやさつまいもなど、でんぷん質の野菜は避ける

・キャベツ、芽キャベツ、にんじん、玉ねぎ、ブロッコリー、カリフラワー、ヤングコーン、にんにく、いんげん、ケール、ほうれん草、きのこなど
・サラダ用野菜（セロリ、きゅうり、ラディッシュ、レタスなど）
・果物に似た野菜（なす、ズッキーニ、ピーマン、トマトなど）
・レモン、ライム類
・低糖質、中糖質の果物（りんご、梨、いちご、ブルーベリー、ラズベリー、アボカドなど。果物はもともと甘く、糖分を含んでいるので、食べ過ぎないように。たとえば、ある日はりんご１個、翌日はベリーひとつかみ程度の分量にすること）

卵

乳製品

・全脂肪牛乳（成分無調整牛乳。１日100mℓまで）
・プレーンヨーグルトまたはギリシャヨーグルト（１日200gまで）
・ケフィア（シンプルな原材料のもの）
・チーズ（モッツァレラチーズ、パルメザンチーズ、クリームチーズ、チェダーチーズ、フェタチーズ、ハロウミチーズなど。１日約100 gまで）
・生クリームまたはクロテッドクリーム（１日大さじ２まで）
・バター（有塩・無塩どちらでも可）
・乳製品以外の代替ミルク（原材料がシンプルなもの。アーモンドミルクの場合、アーモンドと水だけでできているなど。海塩が入っているものもＯＫ）

肉

・牛肉、鶏肉、ラム肉、豚肉（パン粉や衣、下味の調味料など、他の材料が加えられていないもの）
・ベーコン、生ハム、サラミ
・ソーセージ（豚肉、牛肉、鶏肉、ラム肉。肉の含有率が９割以上のもの）
・ハム、パテ（糖類が加えられていないもの）

巻末の1週間のサンプルメニューやレシピ集を見ると、これらの食品を食べる生活がどのようなものかイメージしやすくなります。とても美味しく、驚くほど豊かな食事であることがわかるでしょう。

本プログラムでは、カロリー計算は一切行いません（P58）。ただし、だからといって際限なく食べていいわけでもありません（P287）。食べる量は、常識的に判断してください。たとえば、オムレツを食べるなら卵は6個ではなく2、3個。アボカドを食べるなら3個ではなく半分か1個程度にしましょう。食品リストやレシピ集に記載されている分量を参考にしてみてください。何より重要なのは、お腹がいっぱいになったら食べるのをやめることです（これについては第2章と第14章で詳しく説明します）。

プログラムを開始し、その効果を充分に実感できるようになったら、自分の好みやライフスタイルに合わせて、このリストにない食品を取り入れた食事をしても構いません（詳しくは、P155、277で説明）。ただし**選ぶのは自然な食べ物にし、怪しい成分が多く使われた加工食品は避けましょう**。基本的には、P37の「OK食品リスト」に従うことをおすすめします。このリストの食品は、減量と健康に効果があるものばかりです。けれど、家族の誕生日パーティーで手作りのケーキを食べたり、おしゃれなレストランで食事を楽しむときにパンを食べたりするなど、たまにはルールから外れてもいいでしょう。

私たちは患者のグループに、このプログラムに充分に慣れるまではこの食品リストをしっかりと守り、リスト外の食品を食べることで効果を半減させてしまわないようアドバイスします。リスト外の食品に手を出してしまったとしても、それでタガを外してはいけません。希望とする体重に近づくか、到達するまでは、再び食品リストを守るように努めましょう。そうすることで、いったんは減量が停滞したり、一時的に体重が増えてしまったりしても、もう一度目指す体重に向けて勢いを取り戻せます。このプログラムは、あなた自身が生活に取り込んでいくためのものです。しばらく続けていくと、自分に合った方法で実践するコツがわかってきます。そうすれば、減量に成功し健康を取り戻した本プログラムの大勢の患者と同じように、あなたは本プログラムの食事を生涯の食事法にしていけるようになるのです。

チョイス2

身体を「脂肪蓄積マシン」にするような食べ物は口にしない

以下の食品は体内で糖に分解され、血液中に入ります。もうおわかりのように、するとインスリン（脂肪製造機）が活発に働き始め、血液中の余分な糖をたちまち脂肪とし

NG食品リスト

- パン類（食パン、ベーグル、バゲット、チャパティ、チャバタ、フラットブレッド、ナン、ピタパン、ロールパン、トルティーヤ、ラップなど）
- パスタ、麺類
- ライス
- クスクス
- 朝食用シリアル（オートミール、ミューズリー、グラノーラなど）
- シリアルバー
- じゃがいも（ポテトチップスやフライドポテトを含む）
- 焼き菓子（ビスケット、ブラウニー、ケーキ、マフィンなど）
- ピザ
- ペストリー（甘口または塩味のパイ、デニッシュ、クロワッサン、タルトなど）
- 菓子、クラッカー、チョコレート
- アイスクリーム、シャーベット、アイスキャンディ
- ジャムやマーマレード、他の砂糖ベースのスプレッド
- 砂糖、はちみつ、シロップ
- 人工甘味料
- バナナ、マンゴー、ぶどう、パイナップルなどの糖分の多い果物
- ドライフルーツ
- 果汁（どんなに健康に良いと表示されているものでもＮＧ。詳しくは P284）
- スムージー（市販品または自家製）
- スカッシュ飲料
- 炭酸飲料（ダイエット飲料、カロリーゼロ飲料も含む）
- ケチャップやバーベキューソースなど、糖分の多い調味料
- 市販のサラダドレッシング
- 市販のソース、調理用ソース
- 惣菜、調理品

て蓄えてしまいます。

インスリンレベルを低く保つために、「NG食品リスト」の食品は食べるのを控えましょう。


プログラムを始めたばかりのセッション1（第1章）の段階でこの食品リストを見て、これまで口にしてきた食品を食べられなくなることに不安を覚えたり、警戒心を抱いたりする患者もいます。あなたも今、そう感じているかもしれません。しかし、健康向上や減量のためにどのような方法を選ぶとしても、目標を達成するためには何らかの変化を起こさなければなりません。肥満症治療手術を受けた人ですら、術後は生涯にわたって食事計画に従う必要があるのです（そうしないと体重が元に戻ってしまいます）。

食べるものに制限を設けても、人生から何か大きなものが失われるわけではありません。むしろ、**不健康な生活や不調から抜けだすことで、私たちは自由を手にできるのです**。プログラムの参加者たちも、「以前は食べ物を制限していなかったために、結果的に自信や気分、健康など、人生の他の部分が制限されていた」と語っています。本プログラムを実践し、食事に制限をかけることは、制限のない人生への入り口になるのです。

チョイス3

天然の健康的な脂質を摂り、合成・加工された脂質は避ける

大まかに言うと、脂質には2種類あります。ひとつは、**自然の恵みが与えてくれる脂質**です。これらは乳製品や肉、脂の乗った魚、ナッツ類、種子、オリーブオイルなどの天然油、アボカドなどの自然な食品に含まれるものです。自然が与えてくれた食べ物から脂質を摂っていれば、間違いはありません。

もうひとつは、トランス脂肪酸のような工業的に生産された脂質です。このタイプの脂質は、心臓血管疾患などの原因になります。本プログラムでは、こうした種類の脂質を摂ることは一切推奨しません。同じく、「低脂肪」になるよう加工された食品もNGです。P43の表に、良い脂質と悪い脂質の一覧を記します。

本プログラムが推奨するのは、「高脂肪」の食事法ではなく、何世代にもわたって人類が営んできた方法で脂質の風味や食感を楽しみ、満腹感を味わい、健康上の利点を享受することです。料理に油を使うときは、祖父母の世代と同じ方法を目安にしましょう。たとえば、蒸し野菜にバターを使うときは、大きな塊ではなく、小さじ1杯程度に

良い脂質と悪い脂質の比較

自然の恵みが与えてくれた栄養価の高い脂質	加工度の高い油や人工のトランス脂肪酸
オリーブオイル	加工度の高い植物油 (コーン油、ひまわり油、パーム油など)
バター	人工のトランス脂肪酸
ラードや牛脂	植物性ショートニング
ココナッツオイル	マーガリンなどの低脂肪スプレッド
ナッツ、ナッツバター、種子類	超加工の揚げ物
全脂肪の乳製品 (牛乳、ヨーグルト、チーズなど)	市販の超加工食品 (ポテトチップス、ビスケット、ペストリー、ケーキなど)
アボカド、脂の乗った魚、肉	「低脂肪」「ダイエット」「ライト」などと表示された加工食品

します。また本プログラムでは、従来の食文化から逸脱しないような方法で脂質を摂ります。つまり、コーヒーには全脂肪の牛乳（一般的な無調整牛乳）は少量入れてもかまいませんが、たっぷりの油やクリームを注いだりはしません。

チョイス4

疑わしい成分を含む超加工食品は食べない

私たちはよく、「怪しげな成分を含んだ超加工食品（Ultra-Processed Foods：UPF）を食べるべきではない」ことを、医師から薬を処方される場面にたとえて患者に説明します。あなたは医師から箱入りの錠剤を渡されます。その箱には、あなたはもちろん、医師本人にすら発音できないような見慣れない化学成分が記載されています。それが何なのかを尋ねても、医師は「わかりません」と言います。それでも、腹部の膨満感や消化不良、疲労、頭痛、睡眠障害、気分の落ち込み、体重増加などの副作用はあると説明します。そう聞いて、この薬を飲もうと思う患者はいないはずです。しかし現代社会では、この薬と同じように、様々な副作用のある、発音すらできないような怪しげな成分がたくさん使われた超加工食品を食べることが普通だと考えられているのです。

「フル・ダイエット」では、難解な名前の成分が大量に含まれている超加工食品は避けます（詳しくは第2章、第7章、第8章、第13章）。こうした成分は、人間の身体に合った燃料にはならないからです。これらがあるべき場所は化学の研究室であり、私たちの身体ではありません。祖父母の世代は、こうしたものを食べ物とは見なしていなかったはずです。私たちも、そうすべきなのです。**原則として、その食材が何かを理解できないのなら、食べるべきではありません。**

チョイス5

人工甘味料は避ける

本プログラムでは、人工甘味料は一切摂取しません。紅茶やコーヒーに添加されるもの、料理に使うもの、ダイエット飲料や調理済み食品に含まれるものを含め、あらゆる人工甘味料が対象になります。

その理由は、大きく4つあります。

1番目の理由のヒントは、その名前にあります。そう、それは「人工」の食品なのです。本プログラムでは、天然の、栄養のある「リアルフード」だけを摂ります。**化学物質を使った食品は推奨しません。**

2番目は、**人工甘味料がインスリンレベルを上昇させ、身体を脂肪蓄積モードにする**ことです。身体は人工甘味料の甘味を感知すると、糖分が体内に入ってくると予期し、前もってインスリンを分泌します。ご存じのように、インスリンは脂肪を蓄えるホルモン（脂肪製造機）です。これが、いくら「ゼロカロリー」を謳っていても、人工甘味料が減量に役立たない理由なのです。

3番目は、**人工甘味料が甘いものへの欲求を満たさない**ことです。いくら甘い味がしても、本物の糖とは化学的な成分が異なるため、甘い物への欲求を完全に満たすことはできません。そのため身体はさらに甘いものを求め、食べ過ぎにつながりやすくなるのです。

4番目は、**自然な甘みに対する味覚が鈍ってしまう**ことです。食べ物から極端な甘さを取り除くことで、身体は初めて天然の食べ物に含まれる甘さを感じられるようになります。人工甘味料を使うと、この感覚の調整が起こらず、過度な甘さが加えられていないと、食べ物に物足りなさを感じるようになります。その結果、**特別な甘さを求めることが習慣になってしまうのです。**この不自然な甘さから解放されると、にんじんの爽やかな甘さや、ギリシャヨーグルトのしっとりした味わい、カカオ分90%以上のチョコレートの濃厚さなど、多くの食品に含まれる天然の甘さがわかるようになります。

人工甘味料を含む食品やソフトドリンクは「ゼロカロリー」などと謳っています。しかし現実には、「タダのランチ」が存在しないのと同じように、こうしたうまい話は存在しないのです。

チョイス6

アルコールは控える

お酒は糖分の多い飲み物です。アルコール飲料によっては、含まれる糖分が少ないものもあります。たとえば、赤ワインには、ビールよりも少ない糖分しか含まれていません。とはいえ、**すべてのアルコールは発酵した糖溶液です。**

アルコールはプログラムの進行に悪影響を及ぼします。アルコールを飲むと、血中の糖が増えます。その結果、インスリンが分泌されて血中の糖が脂肪に変えられ、体重が増えることになります。

アルコールは他にも、望ましくない作用をもたらします。

まず、お酒を飲むと判断力が鈍り、空腹感も増すので、NG食品に手を出しやすくなります。

次に、アルコールは血糖値を不安定にします。飲むと血糖値が急上昇し、次に急降下します。前述のように「フル・ダイエット」では、この血糖値のジェットコースターから抜け出し、血糖値を安定させて気分を良くすることを目指しています。アルコールを飲むと、それが台無しになってしまうのです。

さらに、アルコールは睡眠を妨げます。お酒を飲んだ日の夜に、ぐっすり眠れると感じることもあるかもしれません。しかし実際には、睡眠の質は低下しているのです。第6章で詳しく説明しますが、睡眠は体重と健康にとって極めて重要です。**睡眠が乱れて質が悪くなると、翌日のインスリン値が高くなります**。つまり、身体は脂肪を蓄積するモードになります。また**睡眠不足は空腹ホルモンを増加させる**ので、お酒を飲んだ翌日はお腹が空きやすくなります。

また、アルコールはストレスを解消するのではなく、それ自体がストレスを引き起こします。ストレスに対処したり、リラックスしたりするためにアルコールが必要だと感じている人は、かかりつけの医師に相談してみてもいいでしょう。

こうした理由から、アルコールには注意が必要です。**プログラム開始後の8週間は、新しい習慣を身につけるためにも、お酒を飲まないことを選択してください。**

私の患者の中には、お酒を飲まないと、友人や家族から嫌な顔をされるのではないかと心配する人もいます。しかし最近では、健康上の理由から飲酒量を減らしたり、一定期間の禁酒をしたりする人が増えています。実際にある期間やめてみると、お酒を飲まないのは特別なことではないと気づくはずです。私の患者の多くもそうですが、社交の場でお酒を飲まず、レモン入りの冷たい炭酸水を頼んでいると、それがお気に入りになっていくことに気づきます。周りもそれを当たり前と思うようになり、こちらが何も言わなくても誰かがおかわりを注文してくれたり、友人がグラスに注いでくれたりするようになっていきます。

プログラムを開始してある程度の期間が過ぎ、充分に慣れてきたら、少量のアルコールを飲むことを再開してもいいでしょう。とはいえ前述した理由から、過度の飲酒は控えましょう。多くても週に1、2回程度に留めるべきです。飲む価値のあるときだけ楽しむ、というルールを設けてもいいでしょう。たとえば、誰かにすすめられたワインや、贈り物のワインを飲むときなどです。今日は飲んでもいい、という特別な日を選びましょう。節度を持ってゆっくりと味わい、１人ではなく大切な人と一緒に飲み、適量に留めましょう。

チョイス７
キッチンに不要な食材や調味料を置かない

何かを始めるのに、今日よりも良い日はありません。冷蔵庫と食器棚から、ＮＧ食品を一掃しましょう。私はプログラムの最初のセッションに参加した患者に、ゴミ袋を持ち帰ってもらうようにしています。自宅のキッチンに、健康を損なうような食べ物が大量にあることを忘れないようにしてもらいたいからです。

食材を捨てることに、罪悪感を覚える必要はありません。「今ある食材を全部食べてから、プログラムを始めよう」と考えるのもやめましょう。**あなたの身体はゴミ箱ではありません。**本書を読むことで、私たちの身体が畏敬の念を抱くほどに素晴らしいものであることを実感してください。

念のためにパスタやケチャップやアイスクリームを取っておこうとは思わないでください。家の中になければ、これらの食べ物を口にすることもありません。

来客時のためにビスケットを取っておくのもやめましょう。禁煙に挑戦しながら、友人が家に来てタバコを欲しがったときのために家にタバコを置いておいたりしていれば、誘惑に打ち勝つのは難しくなります。思い切って不要な食材は捨て、自分の身体に合っていない食べ物や、望ましい体重になるのを妨げている食べ物でゴミ袋をいっぱいにすることを楽しみましょう。

チョイス8
周囲の力を借りる

誰かと一緒に住んでいるなら、協力してもらいましょう。私の経験上、家族はあなたのために、できる限りのことをしたいと思っているものです。これから生涯にわたって食事の内容を変えようとしていて、それに真剣に取り組もうとしていることを、家族にきちんと説明しましょう。健康や体重に悪影響を与えていた食べ物を、やめようとしていると伝えます。家族の反応を心配する必要はありません。もしあなたがピーナッツアレルギーだったら、家族からピーナッツバターを無理にすすめられたりするでしょうか？家族はあなたの健康を何よりも大切に思っていて、サポートしてくれるはずです。

家族は、あなたと一緒にプログラムの美味しい食事を楽しむことで、たとえ本人が減量を望んでいなくても、健康やウェルビーイングの恩恵を受けられます。それに、一緒にプログラムに取り組めば、楽しさが大いに増します。

チョイス9

1日だけ挑戦するつもりで始める

プログラムの1日目から、「これからの人生、ずっとこの食事法を続ける」と考えるのは、荷が重いかもしれません。でも、そんなふうに気負う必要はありません。

この段階では、「今日1日、フル・ダイエットを実践しよう」と決意するだけで充分です。明日になったら、同じように「また今日1日、このダイエットを続けてみよう」と考えればいいのです。

プログラムに従った食事は、美味しく、お腹が満たされます。体重が減り、気分がとても爽快になります。次第に、「今日1日、継続しよう」と毎日決意する必要はなくなり、この新しい食事法を生活の一部として自然に実践できるようになるでしょう。

私の患者で、プログラムを始めて3年で約40キロ弱の減量に成功し、日々健康になっているトリシアは、こう言っています。「プログラムは今の私の人生そのものです。二度と以前の生活に戻るつもりはありません」。

第2章

食欲

「空腹感」と「満腹感」を司る、腸と脳の伝達システム

プログラム参加者の声

「このプログラムは、いわゆる〝ダイエット〟とはかけ離れています。常に満腹感があり、食べ物の選択肢も豊富だからです。体調も良くなり、以前の食生活に戻ろうとは思わなくなります。そう感じるのは、このプログラムが深いところに根差しているからだと思います。まず仕組みを科学的に説明し、その後で実践的なアドバイスを提案します。参加者は、あらゆる面から心身の健康を改善し、新しい人生を歩めるようになります」

コスタス、14キロ減量

人間の身体は、何十万年もかけて、脳と腸のあいだで、極めて高度で繊細な空腹と満腹のコミュニケーションシステムを進化させてきました。本プログラムでは、この**脳と腸のコミュニケーション（専門用語で「脳腸相関」と呼ばれる）の機能に注目して、満腹感が得やすくなるような食べ物や食べ方を推奨しています**。

普段の生活において、自分の空腹感がよくつかめていない、あるいはたくさん食べても満腹感を覚えにくい、という人は、この章の科学的・実践的なアドバイスを読むことで、身体の欲求をチューニングして正常な状態に戻すのに役立つ食べ物を選べるようになります。

あなたは過去に、厳しいカロリー制限を伴うダイエットを試したことがあるかもしれません。本プログラムはこうしたダイエットとは異なり、身体に優しいものであり、身体のメッセージに耳を傾けることを提案します。このアプローチは、食生活を大きく変えるものになります。つまり、お腹が空いたら食べ、お腹がいっぱいになったらやめるようになるのです。食べることがずっと簡単に感じられるようになり、体重も減り、気分も良くなります。

私たちの身体に備えられた、素晴らしい信号

脳腸間の「空腹－満腹」のコミュニケーションシステムは、体内のホルモンによってコントロールされています。ホルモンは、身体のある部分から別の部分に重要な情報を伝える、テキストメッセージのようなものだと見なせます。

私たちがしばらく何も食べていないと、胃は **「グレリン」と呼ばれる空腹ホルモン** の信号を出します。グレリンは脳に「しばらく燃料が入ってきていないよ。お腹が空いた。食べ物を探して」と伝えます。この **脳と腸のコミュニケーションの結果、私たちは空腹を感じるのです**。何かを食べると、胃がグレリンの空腹メッセージを出さなくなるので、食べる前にあった空腹感は薄れていきます。

ただし、グレリンによる空腹の信号を弱めるだけでは、食欲は止められません。そのため腸は、食事が進むにつれて別のホルモンを分泌して、脳に満腹感を伝えるメッセージを発信します。これらの満腹ホルモン（「グルカゴン様ペプチド－1」「ペプチドYY3－36」「オキシントモジュリン」と呼ばれる）は、脳に「食べ物が充分に入ってきたので、もう食べるのをやめてもいいよ」と伝えます。私たちはこのメッセージを受け取り、

「もうお腹がいっぱいだ」「食べるのをやめよう」と判断するのです。

「空腹－満腹」の信号システムを狂わせる超加工食品

「お腹が空いたら食べ、お腹がいっぱいになったらやめる」というのは好ましい食事のあり方です。しかし、超加工食品をたくさん食べていると、これを実践するのはほぼ不可能です。脳と腸のコミュニケーションは、超加工食品に含まれる成分にどう反応していいのかがわかりません。なぜならこうした食品を人間が食べ始めたのは、ここ数十年のことだからです。

Ｐ33の食品ラベルに戻りましょう。あなたの空腹－満腹のシステムは、これらの成分にどのように反応するでしょうか？

空腹感や満腹感を司るホルモンは、安定剤（Ｅ４７２ｅ）や大豆レシチンに反応するようには進化していません。これらの食べ物が胃の中に入ってきたとき、作動するのは空腹信号と満腹信号のどちらでしょうか？　あるいは混乱の中、空腹感と満腹感が同時にやってくるのでしょうか？

超加工食品を食べると、脳腸間のコミュニケーションシステムが混乱します（これらの食品が健康に及ぼす甚大な悪影響については、第8章で詳しく解説）。プログラムの開始時点で、患者たちが「空腹の感覚がよくつかめません」あるいは「いつもお腹が空いています」「いくら食べても満腹になりません」と言うのも、超加工食品を食べているからです。テキストメッセージが届かず、携帯電話のディスプレイに「メッセージを送信できませんでした」と表示されるように、脳と腸のコミュニケーションが機能しなくなっているのです。腸は、脳に空腹感や満腹感を伝達できません。

けれども、心配は無用です。本プログラムによって、正常な脳と腸のコミュニケーションは取り戻せます。私の患者たちが実感しているように、**超加工食品と決別して、プログラムが推奨する美味しい天然の食べ物を摂れば、脳腸間のメッセージがしっかりと伝わるようになります**。そうすれば、人間本来の感覚が蘇り、空腹のときに食べ、満腹のときにやめるのが簡単になります。

レプチンと脳のコミュニケーション

身体はエネルギーを体脂肪として蓄え、活動時に燃料として使います。脳は、身体にどれくらいエネルギーが蓄えられているかを知る必要があります。そこで体脂肪は、レプチンと呼ばれるホルモンのテキストメッセージを脳に送信して情報を伝えます。体脂肪が充分に蓄えられているときに、「エネルギーはたっぷりあるから、あんまり食べる必要はないよ」というメッセージを脳に送るのです。

体脂肪の量がさらに増えると、レプチンの信号が多く作り出されます。しかし、**脂肪が増えて一定の体重を超えると、脂肪からのレプチンのメッセージが大きくなりすぎて、脳はそれを受け取れなくなります。**このエネルギー貯蔵（体脂肪）と脳のあいだの情報伝達の破綻は、**「レプチン抵抗性」**と呼ばれます。大量の体脂肪が蓄えられているのにお腹が空くことがあるのは、このレプチン抵抗性の作用のためなのです。

レプチンから脳への情報伝達がうまくいかなくなる原因のひとつは、過剰なインスリンが信号の伝達を妨げることだと考えられています。しかし幸い、インスリンレベルを下げる方法はあります。本書では、食べ物のチョイス（第1章）や食事時間制限（第3章）、運動（第5章）、充分な睡眠（第6章）といった方法を説明していきます。インスリンレベルが下がれば、レプチンのメッセージはきちんと脳に届くようになります。「体脂肪に充分なエネルギーが蓄えられている」ことが脳に伝われば、食欲は抑えられるのです。

なぜ、カロリー計算ダイエットはうまくいかないのか？

従来の減量法の多くは、摂取カロリーを減らすことを重視しています。これらは、摂取カロリーが消費カロリーより少なければ痩せられる、という考えに基づいた、「カロリー・イン／カロリー・アウト」として知られるタイプの減量法です。しかし、この考え方には欠陥があります。なぜならそこには、人間の身体は自動車のエンジンや薪ストーブと同じ程度の単純な仕組みで動いているものだという前提があるからです。これは間違いです。車やストーブとは違い、**身体は燃料が足りないと、生命を維持するためにホルモンを分泌して、その状況に必死に対処しようとする**からです。

人類の何十万年にも及ぶ進化の中で、身体は食料不足など自らの生存を脅かすものへの対処策を生まれつき備えるように発達してきました。身体は、あなたがカロリー制限をしていることを知りません。身体にわかるのは、体内に食べ物が入ってこないことだけです。そして、このエネルギー不足を、自らの生存を脅かす事態と見なします。周りの環境に食料がなく、飢饉の前兆かもしれないと判断するのです。その結果、身体は「飢餓反応」と呼ばれるホルモン反応の連鎖を引き起こします。これは太古の昔から人体に備わっている、食物が手に入らなくても（少なくともすぐには）死なないように、長い時間、生命を維持するための反応です。

カロリーを制限して半飢餓状態になると、胃は空腹ホルモンのグレリンを分泌して、脳に「お腹が空いたから、食べ物を探して」というメッセージを送ります。このメッセージは、私たちが何かを食べてお腹を満たすまで繰り返し送信されます。空腹になると、人は物事に集中できなくなります。日中はイライラして、夜は寝つきにくくなります。

低カロリー食を続けていると、胃を締めつけるような強い空腹感や、集中力の低下、苛立ち、睡眠の乱れなどを頻繁に感じるようになり、日常生活が不快になります。**食べる量が少ないと、食後に腸から脳に送られる満腹感のメッセージも弱くなるため、満足感が得にくく、さらに不快さが増します。**

短期間であれば、何とか我慢を続けられるかもしれません。不快な空腹ホルモンの信号や食後の物足りなさを、しばらくのあいだ、意志の力でなんとか乗り越えることは可能でしょう。しかし、これらの不快なメッセージをいつまでも無視し続けることはできません。その結果、ダイエットは失敗してしまうのです。これは意志の弱さの問題ではありません。低カロリー食という「生存の脅威」から身体があなたを守ろうとしている、身体の正常な働きによるものなのです。

低カロリー食は代謝を低下させる

強い空腹信号と「満腹感が得られない」というメッセージによって、低カロリー食の長期的な継続は極めて難しくなります。しかし、カロリー制限ダイエットが失敗する運命にある理由は他にもあります。それは**摂取カロリーが減ると、ホルモンの変化によって代謝が低下する**ことです。

代謝とは、「身体が燃料を消費する程度」を表しています。これは、暖房の温度調節機のようなものです。私たちは、燃費が上がってもいいから温かくしたいときは、暖房の温度を上げます。逆に燃料が不足しているときや燃料を節約したいときは温度を下げます。

低カロリーの食事をしていると、入ってくる燃料が少なくなります。そのため、身体は貴重な燃料（少量の食事）を効率的に使うために、暖房の温度（代謝）を下げようとします。

代謝が落ちると消費カロリーが減るため、痩せにくくなります。その結果、体重を減らすには、食べる量をさらに減らし続けていかなければならなくなります。

代謝が低下すると、様々なデメリットが生じます。**代謝はその過程で熱を産生するので、低カロリーの食事をして代謝が落ちると寒さを感じやすくなります。**また、**代謝が落ちると疲れやすくなり、エネルギー不足に悩まされるようになります。**

野生動物は、半飢餓状態に陥ると、エネルギーを節約するために動かずにじっとするようになります。楽しみのために平原を走り回ったり、健康維持のために木のてっぺんを飛び越えたりはしません。そんなことをすれば、貴重なエネルギーが無駄になるからです。同じく、カロリー制限中の身体は、貴重な燃料を無駄にしないように、私たちをじっとさせようとします。そのためジムに行ったり、散歩したりする意欲がなくなります。

これで、低カロリー食がどのように私たちの身体に飢餓反応を引き起こし、代謝を低下させるかを理解できたのではないでしょうか。もう、過去にカロリー制限ダイエットに失敗したことで自分を責める必要はありません。低カロリーダイエットは、身体の生理的な反応との絶え間ない戦いです。そして意志力は、何十万年もかけて人類が進化させてきた身体の仕組みには、決して勝てないのです。

食べ物は単なるカロリーではない

低カロリーダイエットとは、カロリー含有量というたったひとつの視点で食べ物を選ぶことです。そこでは、低カロリー食品は「良い」もので、高カロリー食品は避けるべき「悪い」ものと見なされます。しかし、こうしたアプローチには問題があります。なぜなら、**食べ物は単なるカロリー以上のもの**だからです。例を示しましょう。低カロリーダイエットでは、ダイエットヨーグルトを食べるのは良いことだと考えられます。カロリーは100キロカロリーで、1日の上限の中ではごくわずかな割合にすぎません。このヨーグルトの原材料表示はこうです。

ヨーグルト（牛乳由来）、水、果糖、ココアバター、カカオパウダー、低脂肪カカオパウダー、バター（牛乳由来）、砂糖、トウモロコシ加工デンプン、ゼラチン、安定剤（ペクチン、グァーガム）、pH調整剤（クエン酸、クエン酸ナトリウム、クエン酸カルシウム）、甘味料（アスパルテーム、アセスルファムK）、香料（濃縮にんじんジュース、ダークチョコレートスプリンクル（0・5％））、フェニルアラニンを含む

あるいは、同じ100キロカロリーのゆで卵を食べることもできます。材料は以下。

卵

この例から、この2つの食品に対する身体の反応（消化、処理、代謝）がまったく異なることがよくわかります。ダイエットヨーグルトには糖分が多いため、血中の余分な糖を脂肪に変えるためにインスリンが分泌されます。対照的に、卵は血糖値をほとんど変化させないため、インスリンレベルは低く抑えられます。ダイエットヨーグルトの甘さは脳の報酬中枢を興奮させ、さらに甘いものを欲することになります（詳しくは第7章、第8章、第13章）。一方、卵は甘くないので、こうした反応は起こりません。ダイエットヨーグルトに含まれる人工甘味料は、体重や食欲の調節に重要な働きをしている腸内細菌に悪影響を及ぼします（第4章）。対照的に、卵にはタンパク質が含まれているため、腸から満腹ホルモンの信号がしっかりと送られ、脳に「もう充分だから、食べるのをやめて」というメッセージを伝えます。「ゆで卵を食べ始めたらやめられなくて困っています」と訴えて私のクリニックを訪れる人がいないのはそのためです。一方、ダイエットヨーグルトの場合、すぐに次の食べ物を探したくなります。

この2つの食品のカロリーは同じです。しかし卵の成分が「卵」のみである一方、ダイエットヨーグルトは「低カロリー」の条件を満たすために、食品メーカーによって19種類の成分が組み合わせられています。身体は、カロリーではなく食べ物に反応します。カロリーよりも、何を食べるかに注目するほうがはるかに良いことです。**適切な食べ物を摂れば、あとはあなたの優秀な身体が素晴らしい仕事をしてくれる**からです。

チョイス

空腹感と満腹感の伝達システムの仕組みを科学的に理解したところで、これらのホルモンの力を活用して満腹感を味わい、体重を減らす方法を見ていきましょう。

チョイス1

腸から脳への満腹信号が送られる食べ物を摂る

本プログラムが推奨する食べ物を食べると、腸から満腹ホルモンがしっかりと分泌されるようになります。「フル・ダイエット」は、その名の通りお腹がいっぱいになる食事ができるように設計されているのです！

「ＯＫ食品リスト」（Ｐ37）を振り返ってみましょう。どれも美味しくて、身体を脂肪燃焼モードにする低糖質の食品であり、また満腹感も得られる食品です。これらを食べれば、もう、満足感の得にくいカロリー制限ダイエットに苦しむ必要はありません。長年こうしたダイエットに何度も挑戦し、身体の生理的なメカニズムに逆らえずに辛い思いをしてきた人も、これからはホルモン信号を味方にして減量に取り組めるのです。

胃バイパス手術のような減量手術の狙いは、腸の満腹ホルモンの力を高めることです。減量に役立つ満腹ホルモンの注射薬もあります。しかしこうした方法に頼らなくても、**腸にはもともと満腹ホルモンを作る力があります**。適切な食事をすることでこの自然な満腹ホルモンの力を利用でき、満腹感を得ながら痩せられるのです。

腸から脳への満腹メッセージが特に強く伝わるのは、タンパク質が豊富で、かつ健康的な天然の脂質を含む食品です。タンパク質を摂ると、強い満腹信号が発信されます。だからこそ、脂の滴るラムチョップやハロウミチーズ〔熱しても溶けにくいチーズ〕のグリルは、とても美味しいのに、めったに食べ過ぎたりはしないのです。

タンパク質が豊富で満腹感を高める食品には他にも、卵、肉、魚介類、ナッツ類・種子類、乳製品（クリーム、ギリシャヨーグルトやナチュラルヨーグルト、チーズなど）、豆腐、豆類（ひよこ豆やレンズ豆など）があります。

ただし、プロテインパウダーやプロテインシェイクには人工甘味料などの成分が加えられていることが多く、純粋な食べ物とは呼べないので、避けたほうがいいでしょう。

また、「タンパク質は身体にいいので、たくさん食べるほどいい」とは考えないようにしてください。タンパク質は、適量が肝心です。たとえば、スクランブルエッグに6個も卵を使ったりせず、2〜3個に留めましょう。ツナマヨはツナ缶3缶分ではなく、1缶にします。炭水化物は糖質が多く、血液中の余分な糖を取り除くために大量のインスリンが必要になります。しかし、タンパク質を食べてもインスリンは分泌されます。ですから、**タンパク質の摂り過ぎは体重増加につながる**のです。

「1週間サンプルメニュー」（P336）を見ると、本プログラムの満腹感の得やすい食事がどのようなものかをイメージできるでしょう。私の患者たちも、このような食事をすることで、数年ぶりにしっかりとした満腹感を味わい、結果として食べ過ぎないようになりました。本章の冒頭で紹介した私の患者のコスタスも、満腹感のメッセージの力を使って14キロの減量に成功し、健康を取り戻しました。本プログラムが彼に効果的だったのは、厳しい食事制限のある低カロリー食とは異なり、「常に満腹感があり、食べ物の選択肢が豊富にあったから」です。身体が発する満腹メッセージに同調すれば、あなたも同じような感覚で減量に取り組めます。

チョイス2

満腹感を覚えるまで、20分間待つ

この章では、満腹ホルモンのメッセージを、腸から脳へのテキストメッセージにたとえてきました。しかし、この2つには重要な違いがあります。テキストメッセージは、送信したら瞬時に受信者に届きます。しかし食後に腸が出した満腹ホルモンのメッセージを、脳が「もう充分食べたから、これ以上食べなくてもいいよ」という情報として受け取るまでには、約20分間かかるのです。

賢いレストランはこの仕組みを知っていて、客がメインコースを食べ終わったらすぐに、デザートメニューをすすめてきます。客は思わず、プリンを注文してしまうというわけです。一方、サービスが遅いレストランでは、客がメインを食べ終わって20分以上経ってから、ようやく「他に何か召し上がりますか？」と尋ねてきたりします。満腹感を味わっている客は、「結構です」と断るのではないでしょうか。こうして、店はチャンスを逃してしまうというわけです。

食べ過ぎないためには、食べ終えてから20分間、ひとまず時間を空けてみてもいいで

しょう。このあいだに、満腹信号が腸から脳へと伝わるからです。スマートフォンのタイマーで時間を計り、20分経ってもまだ満腹感が強くなければ、そのまま食べ続けます。満腹信号が「もう充分だ」と言っているなら、そこで食事を終わりにしましょう。

チョイス3

食事をしながら、「まだ空腹感はあるかな？」と自問する

「自分が満腹かどうかは、どうやって判断すればいいの？」と感じる人もいるかもしれません。充分に食べたかどうかは、気持ちが悪くなるまで胃袋に食べ物を詰め込まなくても判断できます。そんなときに役立つのが、フランス人と同じ満腹チェックの方法を使うことです。フランス料理はその美味しさで世界的に有名ですが、フランス人は英国人と同じような体重の問題は抱えていません。フランス語では、お腹が空いているときに、文字通りに直訳すると「私は空腹を持っています」という意味の「J'ai《ジェ》 faim《ファン》」と言います。食べるのをやめるときは、「私は空腹を持っていません」という意味の、「Je《ジュ》 n'ai《ネ》 pas《パ》 faim《ファン》」と言います。これは、充分に食べたかどうかを判断するためのとても良いアプローチです。**食事中に頻繁に手を止め、「食べ始めにあった空腹感は、今でもあるだろうか？」と自問してみましょう。**空腹感がなくなっていたら、その時点で食べる

のをやめるのです。この方法に従うことで、お腹が空いているときに食べ、空腹感がなくなったら食べるのをやめることを習慣にしやすくなります。

チョイス4 食べてもすぐにお腹が空く食べ物には手を出さない

食べたらすぐに糖に分解される食べ物を摂ると、身体がその糖を使う前にインスリンによって脂肪に変えられてしまいます。これが、食べたばかりなのに、すぐにまたお腹が空いてしまう理由です。サンドイッチや朝食用シリアル、パスタ、ビスケット、ケーキ、ペストリーなどの食べ物は、食べてもすぐにお腹が空いてしまう食べ物だと見なしましょう。これらの食べ物を見たら、「すぐに脂肪に変えられて、またお腹が空いてしまう食べ物」であることを思い出し、手を出さないようにするのです。代わりに、満腹感を味わえる食べ物を選びましょう。

チョイス5 カロリーではなく、食べ物を摂る

本プログラムが推奨する食べ物を摂取すると、空腹感と満腹感のホルモンメッセージ

を取り戻せるようになります。身体が、自然に食べる量を調節できるようになるのです。お腹が空いたら食べて、お腹がいっぱいになったらやめられるようになれば、「カロリー」について考える必要はなくなります。私の患者たちの多くは、何百種類もの食品のカロリー含有量について百科事典並みの知識を持っています。私は彼らに、「もうその知識は無用です。**カロリーよりもはるかに重要で有用な情報のために、貴重な脳のスペースを使ってください**」と喜んで伝えています。

空腹と満腹の信号に耳を傾ければ、カロリーを計算したり、食事の度に食べ物の重さを量ったりする必要はなくなります。食べ物は、心と身体に栄養を与え、楽しむためのものに変わります。祖父母の世代の人たちと同じような食生活をしていれば、カロリー計算のための器具やノート、アプリ、電卓は不要です。必要なのは、何千年ものあいだ人類の食生活を導いてきた、脳と腸のメッセージシステムだけなのです。

第3章

食事時間

「いつ食べるか」「いつ食べないか」が減量成功の鍵

プログラム参加者の声

「食事をする時間帯を制限すると、食べることから自由になれます。どの時間帯に設定するかは、自分の都合に合わせて決められます。食事をするのは、決められた時間帯だけ。それ以外は、食べ物のことは考えません。だから、食べることから解放された生活ができるのです」

マーシャ、32キロ減量

両親や祖父母から、「間食はダメ」とか「お腹がいっぱいのまま寝てはいけません」とか、「キッチンはもう店じまいよ！」などと言われたことがある人もいるかもしれません。本人たちがそれを知っていたかどうかは別として、食べるべきときと食べるべきではないときに関するこうした上の世代の知恵は、実は食事の時間帯を制限することがもたらす健康上の大きな効果を利用したものだと言えます。

食事時間制限ダイエットとは、**「いつ食事をするかは、何を食べるかと同じくらい重要である」**という科学的な裏付けのある考えに基づき、決まった時間帯以外は何も食べない食事法です。**体内のホルモンの働きや生理的な反応を変化させることで、健康増進や減量を目指します。**

インスリンを1日中働かせるべきではない

朝起きてから夜寝るまで、1日の中で食事をする機会は無限にあります。朝食、午前中のコーヒーブレイク、昼食、午後のおやつ。帰宅後も少し何かをつまみ、それから夕食を食べて、さらに夜食を食べることも。

7時に起きて23時に寝るとすれば、ほぼ16時間も食べ続けることになります。たとえ本プログラムが推奨する食べ物を摂っていても、食べる度に、いくらかの糖分は血液中に入ってきます。その結果、脂肪製造機であるインスリンが、絶えず体内に入ってくる燃料を脂肪として蓄積していきます。

しかし**食事をする時間帯を決め、その時間帯だけに食べるようにすれば、インスリンを一日中働かせ続けるような生活から抜け出せます**。インスリンレベルを低く抑えることで、脂肪の蓄積を止められるのです。本書では、食事をする時間帯のことを、**「食事時間枠（イーティング・ウィンドウ）」**〔英語の「window」には「窓」だけでなく「時間帯」という意味もある〕と呼びます。

脂肪を蓄えるのか、分解させるのか

食事時間帯制限ダイエットの効果を活用するために、1日を2つの時間帯に分けてみましょう。1つ目は、「お腹が空いたら食べてもいい時間帯」です。これは、食事時間枠を「開けて」いる時間帯だと言えます。食事時間枠を開け、その日の最初の食べ物を口にすると、血液中の糖の量がわずかに増え、インスリンがその糖を脂肪に変え始めます。

2つ目は、「食べない」時間帯です。その日の最後の食事を終えたら、食事時間枠を

「閉め」ます。それ以降は、再び食事時間枠を開けるまで、何も食べません。体内に食べ物が入ってこないので、血液から余分な糖を取り除くためにインスリンを働かせる必要はありません。

インスリンレベルが低くなると、インスリンは余分な糖を脂肪に掃き出すためのほうきを置き、代わりに脂肪の貯蔵庫を解錠するための鍵を手にします。脂肪は分解され、エネルギーとして使われます。その結果、体重は減ります。

食事時間帯を定めることの目的は、脂肪が蓄積される高インスリンレベルの時間帯（食事時間枠内）を最小限にし、脂肪が分解されて体重が減る低インスリンレベルの時間帯（食事時間枠外）を最大限にすることです。

身体は高性能な自動給油機

この章の冒頭で紹介したプログラム参加者のマーシャは、「食事をするのは、決められた時間帯だけ。それ以外は、食べ物のことは考えません」と語っています。マーシャが見事に表現しているのは、食事時間枠以外でも空腹を感じないことからくる解放感です。これは、身体が高性能な「自動給油機」だからです。

身体には、「肝臓」「筋肉」「体脂肪」という3つの燃料タンクがあります。食事時間枠を閉めて食べるのをやめると、身体は食べたばかりのものではなく、これらのタンクに蓄えられた燃料を使います。数時間もすると、肝臓や筋肉に蓄えられた燃料は使い果たされます。そこで、第3の燃料タンクである体脂肪が使われるのです。

食事時間枠を閉めているときは、蓄えられたエネルギーを使うことで、何も食べなくても燃料を補給できます。身体には、そのような仕組みが備わっているのです。私たちの身体に燃料タンクが備えられているのは、蓄えられたエネルギーを必要なときにいつでも使えるようにするためです。

けれども、朝起きてから就寝前までずっと食べ続けていると、主な燃料タンクである体脂肪を使う機会がありません。蓄えた燃料が定期的に使われないと、無駄な体脂肪がどんどん大きくなっていきます。結果として、私たちは太ってしまうのです。

食事時間帯制限ダイエットは、低カロリーダイエットと同じではない

一定の時間帯以外には何も食べないこのダイエット法は、低カロリー食で食事量を制限するダイエットとは大きく異なります。低カロリーダイエットでは一般的に、低脂肪

の炭水化物中心の食べ物（ダイエットクラッカーや朝食用シリアル、低カロリーの惣菜など）を、「少量ずつ、頻繁に食べる」ことがすすめられます。このような食事をするために、インスリンレベルは高く保たれ、燃料タンクに蓄えられたエネルギーは使われにくくなります。体内のエネルギー貯蔵庫に鍵がかけられ、かつ充分な食べ物が入ってこないと、第2章で説明した「飢餓反応」が活性化されます。

対照的に、食事時間帯制限ダイエットでは、燃料が不足することはありません。決められた時間内に食事をしているだけで、体内に入ってくるエネルギー量が減るわけではないからです。さらに、食事時間枠を閉めてインスリンレベルが下がっても、身体に蓄えられた燃料が使われるので、エネルギー不足になることはありません。

毎朝、体内では「朝食」が作られている

体内の燃料タンクにメッセージを送るホルモンは、インスリンだけではありません。**私たちが目覚める直前に、グルカゴンなどのホルモンが、身体の燃料タンクに蓄えられたエネルギーを放出するよう指示します。**これは、1日を始めるためのエネルギーになります。言ってみれば、ホルモンは日の出とともに、そのために蓄えておいた燃料を使

って、私たちに朝食を作ってくれているのです。つまり、私たちが朝起きてすぐに食事をすると、それは実質的に「2回目」の朝食になります。

インスリンは「病気製造機」でもある

どのホルモンもそうであるように、インスリンも体内で細かく調整されたレベルで作用するようになっています。ホルモンは、多すぎても少なすぎても体調が悪くなります。インスリンもその例外ではありません。

現代人のインスリンレベルは、過去の世代と比べてはるかに高く、身体が必要とする量を大幅に上回る傾向があります。それは、どんなものを食べているかだけでなく、一日中食べ続けていることや、以降の章で説明するように、運動不足や睡眠不足の結果です。**インスリンレベルが高いと、時間の経過とともに身体にダメージが蓄積され、高血圧や心臓病、特定のがん（インスリンの細胞増殖促進作用による）などの病気の発症につながります。**

つまりインスリンは「脂肪製造機」であるだけでなく、「病気製造機」でもあるのです。幸い、インスリンレベルは「何を、いつ食べるか」に注意することによって下げられます。食事をする時間帯を制限すれば、インスリンレベルを抑え、この病気製造機を停止させることができるのです。

健康で丈夫な身体を維持するために食事時間枠を利用する

食事時間枠を閉めると、身体は食事や消化、代謝以外のことをする時間が得られます。これはとても重要なことです。現代人は、起きているあいだ絶えず何かを口に入れてしまいがちだからです。人間の身体は、絶えず入ってくる食べ物に対処するようにはできていません。

人類進化のほとんどの時代で、食料は手に入りにくく、苦労して獲得しなければならないものでした。食べ物が手に入らないために、私たちの祖先は、ごく自然に、数時間、ときには数日単位で食事時間枠を閉めていました。

食べ物が消化・代謝されなくなると、この時間は身体にとって、炎症を抑えたり、新しい脳細胞の結合を作ったり、身体を修復・維持したりするなど、他の重要な作業をするための絶好の機会になります。これらのプロセスは遺伝子によって制御されており、食事をしているか（食事時間枠を開く）、食べていないか（食事時間枠を閉める）によって、「オン」または「オフ」に切り替えられます。**食事時間を制限すると、体内の炎症レベルが下がります。**炎症は、身体が怪我や感染に対処するための重要なメカニズムです。その一方で、ストレスや睡眠不足、運動不足などによって高レベルの炎症が起こり、それが慢性化すると、心疾患やがん、認知症、うつ病などにつながります。食事時間を制限することで、炎症遺伝子（SIRT遺伝子など）に影響を与えて炎症を抑え、これらの疾患の発症リスクを下げられます。

食事時間枠を閉めると、神経可塑性と呼ばれるプロセスを活性化する脳内の遺伝子（BDNF遺伝子など）にも影響を与えます。神経可塑性とは、脳細胞間の新しい接続を作ることなどを含め、脳がどのように自らの構造を変え、再編成を行うかを説明する概念です。こうした脳の変化と再構築の能力は、私たちが新しいスキルを習得し、年齢を重ねても脳の健康を保つために不可欠です。

また、mTOR遺伝子と呼ばれる重要な遺伝子もあります。**食事時間枠を閉めると、mTOR遺伝子のスイッチがオフになり、身体の修復プロセスが始まります。**細胞内の古く傷ついた部分が修復または除去され、新しい健康な部分が発達します。この重要な再生のプロセスは、**オートファジー**という総称で知られています。オートファジーは心身の健康にとって極めて重要であり、この分野のパイオニアである科学者の大隅良典は、２０１６年にその画期的なオートファジーの研究によってノーベル生理学・医学賞を受賞しています。

つまり、絶えず食べ物を胃の中に入れ、消化し、代謝していると、これらの重要な回復プロセスが行われなくなるのです。毎日一定の時間、食事時間枠を閉めるようにすると、身体には修復やリセット、再生に必要な時間が与えられます。その結果、私たちの身体は強くなり、健康を増進できるのです。

食事時間枠を閉めることが重要な理由

1. インスリンレベルが低いと、脂肪が分解され、体重が減り、インスリンに起因する病気のリスクも低下する
2. 修復とリセットのための時間を身体に与えられる

チョイス１

食事時間枠を決める

食事時間制限ダイエットの減量・健康効果を得るために、まず以下の４つのポイント

に沿って自分に適した食事時間枠を決めましょう。

1. 開始時刻（食事を摂り始める時刻）＝（　）時
2. 継続時間（お腹が空いたら食事を摂ることができる時間帯）＝（　）時間
3. 終了時刻（これ以降は食べ物を口にしない）＝（　）時
4. 断食時間（このあいだは食べ物を口にしない）＝（　）時間

私は患者に、自分でこれらの時間を決めてもらうようにお願いしています。何が自分に合っているかは、本人にしかわからないからです。自分に合った時間を探るためには、**「1日のうちで最初に空腹を感じるのはいつだろう？」**と自問してみるとよいでしょう。たいていの人は、朝一番にはお腹は空きません。しかし「朝食は1日の中で最も重要な食事である」という通説に従って、起床したらまず食べる習慣がある人も多いかもしれません。

第2章で見たように、身体は食べ物が必要になると、グレリンという空腹ホルモンのテキストメッセージを腸から脳に送ります。朝一番にお腹が空いていない場合、身体が食べ物を必要としていないということなので、このグレリンのメッセージは強くありません。これは、目覚める直前にホルモンの働きによってすでに必要な燃料が用意され、数時間は何も食べなくても身体が元気でいられるからかもしれません（P76）。

重要なのは、身体の声に耳を傾けることです。1日のうちで最初にグレリンの空腹メッセージを強く感じたときが、あなたにふさわしい食事時間枠の開始時刻です。私の患者の多くは、11時から14時くらいのあいだに最初の空腹感を覚えると言っています。

たとえば、正午に空腹を感じるとしたら、前述の1番目の文章は次のようになります。

1. 開始時刻（食事を摂り始める時刻）＝正午

どのくらい食事時間枠を開けておくかは、あなた次第です。空腹を感じやすい時間帯だけでなく、自分のスケジュールや家事の時間などを考慮して問題ありません。

あなたがいつものスケジュールから、19時半に夕食を食べ終え、20時に食事時間枠を閉めるのがよいと判断したとします。

その場合、2〜4番目の文は次のようになります。

2．継続時間（お腹が空いたら食事を摂ることができる時間帯）＝8時間（正午から20時まで）
3．終了時刻（これ以降は食べ物を口にしない）＝20時
4．断食時間（このあいだは食べ物を口にしない）＝16時間（20時から翌日正午まで）

私の患者の大多数は、**食事時間枠を8時間開き、16時間閉めます**。これは科学的にも、健康増進と減量の効果が大きいと考えられているパターンです。断食時間は16時間ですが、そのうちの半分は睡眠中なので、**寝ているあいだに快適に脂肪を燃焼させられます**。

チョイス2
満腹の状態で寝ない

「満腹でベッドに入るな」という言い習わしには、優れた知恵が込められています。食後すぐに寝ると、胸やけや胃酸の逆流、睡眠障害などの問題が起きやすくなります。睡眠中の人間の身体は、腸内に大量の食べ物がある状態にうまく対応できないのです。

また**就寝直前まで何かを食べていると、インスリンレベルが下がるのに時間がかかり**

ます。そのため、睡眠を、楽に脂肪を燃焼させられる時間（インスリンが低く、脂肪の貯蔵庫の鍵を開けられる）として利用しにくくなります。インスリンがまだ分泌されているあいだに寝てしまうため、この絶好の脂肪燃焼タイムを無駄にしてしまうのです。

具体的には、「満腹でベッドに入るな」という知恵は、就寝2時間前に食事を終えておくことを意味します。そのため、食事時間制限ダイエットの5つ目の文は次のようになります。

5．就寝2時間前までに食事を終える

チョイス3

食事時間枠のノウハウを活用する

食事時間枠を楽しみながら簡単に使いこなすためのノウハウを紹介しましょう。

まず、朝に紅茶やコーヒーを飲むのが好きな人は、ブラックか少量のミルクを入れて飲めば、食事時間枠を閉めたままでいられます。厳密に言えば、カフェインやラクトース（天然の乳糖）は血液中の糖とインスリンの量をわずかに増加させます。しかし、食事時間枠の減量効果に影響を与えるほどではありません。

私の患者の多くは、朝食は食べたくなくても、紅茶やコーヒーは欠かしたくないと思っています。私は彼らに、**「完璧主義の罠に陥ってはいけない」**とアドバイスします。完璧を求めるあまり、せっかくのダイエット法をあきらめてしまうのはもったいないことです。朝1杯の紅茶やコーヒーを飲むことで、お昼前後まで食事時間枠を閉めておきやすくなるのなら、ぜひそうすべきです！

食事時間枠を閉めるとは、固形物を食べないという意味です。水やコーヒー、紅茶、ハーブティーやフルーツティーなどは飲んでも構いません。

それから、2番目の文に注目してください。

2. 継続時間（お腹が空いたら食事を摂ることができる時間帯）＝（　）時間

そう、これはお腹が「空いたら」食事を摂ることができる時間帯です。逆に言えば、食事時間枠を開けているときだからといって、大量に食べる必要はありません。空腹ホルモンの信号が強いときに食べればいいのです。私の患者の大多数も、空腹感のメッセージに耳を傾けると、1日の食事の回数は2回程度になることが多いと言っています。

お昼頃に最初の食事を摂り、夕食時にもう一度食べます。その間に軽食を摂ることもあります。

また、食事時間枠を開けているあいだは、**「ミニ断食」をする**こともできます。これは、食事時間枠が開いているあいだに、食べない時間帯を作ることです。たとえば、1日の最初の食事を12時半に摂り、18時半に夕食を摂ると、6時間のミニ断食をすることになり、その間はインスリンレベルを下げられます。

ミニ断食のアプローチには正解はありません。食事と食事のあいだに強い空腹を感じたら、身体の要求に応えて何かを食べればいいでしょう。ミニ断食は、食間に空腹を感じない日に実行します。**間食はせず、インスリンによる脂肪蓄積を停止させ、脂肪を燃焼させるモードに切り替える**のです。

チョイス4

夜食を摂りたくなったときの対処策

夜の特定の時間に食事時間枠を閉めることの大きな利点は、惰性で夜食を口にする習慣を断ち切りやすいことです。夕食後に、空腹を特に感じていなくても何かを食べる習慣がある人はいるのではないでしょうか。

夕食後に冷蔵庫を覗き、「チーズを食べたいなあ。でも我慢しないと。とはいえ、ちょっとだけならいいか……」と迷ってしまうことが多い人は、「今は食事時間枠を閉めているから、何も食べない」と自分に言い聞かせることで、決意を明確にし、心の中の堂々巡りから逃れられます。

それでもまだ夜食を食べたいと思ったら、「翌朝に食べればいい」と自分を安心させるとその場を凌ぎやすくなります。翌朝になって、やっぱり食べたいと思ったのなら、もちろん食べても構いません。「翌朝に食べればいい」と考えることで、「今すぐ食べなければ」という強迫的な考えに陥りにくくなります。実際には、**起床時は日の出のホルモンとエネルギーの高まりによって、他のことに意識が向くようになるため、その食べ物を食べたいという衝動は消えているものです。**

それは、新しい1日です。あなたは今日も食事時間枠を稼働させることで、身体の生物学的な作用を活用し、健康向上と減量成功に向けて前進していけるのです。

第4章

腸内環境

自然に痩せていく腸内細菌の科学

プログラム参加者の声

「サイラに会いに行き、彼女のグループに入ったのは、彼女が秘密を知っていて、魔法の杖を持っているかもしれないと思ったからです。だから私はスリムになり、健康になれるはずという希望を持っていました。そして、私の予測はほぼ正しかった！　彼女は魔法の杖こそ持っていませんでしたが、秘密は知っていました。サイラはそれを秘密の科学と呼んでいました」

ガブリエラ、24キロ減量

人間の腸内には100兆個以上の細菌が生息しています。これは文字通り、とてつもなく大きな数字です。私たちの体内には、ヒトの細胞よりも細菌の細胞のほうが多く、ヒトの遺伝子よりも多くの細菌の遺伝子があるのです。ある意味で、私たちは人間であるよりもむしろ細菌であると言えるかもしれません。

また腸内細菌は、単なる「お客さん」として私たちの体内に住んでいるのではありません。彼らは人間の体内で、重要な仕事をしてくれているのです。私たちはそのサポートなしでは生きていけません。腸内細菌がその仕事の見返りとして得るものは、食べ物です。私たちが食べるものは、腸内細菌のエサにもなります。つまり私たちは何かを食べる度に、「2人分の食事」をしていることになります。

腸内細菌は、工場の生産ラインの労働者のように、私たちが食べたものを生産物に変えてくれます。**腸内細菌の生産物は、食欲や体重など、私たちの健康に大きく影響します**。ですから、腸内細菌に栄養を与えるような食べ方をすることは大切です。そうすることで、体重のコントロールや満腹感の維持に役立つ生産物を腸内細菌が作るのをサポートできるからです。

腸内細菌工場

――私たちの食欲を抑える生産ラインを強化する

この腸内細菌の工場の生産量は、生産ラインにどんな食べ物を投入するかによって決まります。**食物繊維やタンパク質などの食べ物を摂ると、腸内細菌は私たちの食欲を抑制する様々な物質を作り出します。**

食物繊維は植物性の食品に含まれる炭水化物の一種です。人間の腸は食物繊維を消化できませんが、腸内細菌はできます。つまり、食物繊維を消化・発酵するのは、あなたではなく腸内細菌なのです。この腸内細菌による食物繊維生産ラインの最終生産物は、短鎖脂肪酸と呼ばれる物質です。短鎖脂肪酸は食欲抑制をはじめ、体内で様々な働きをします。腸内細菌によるこの食欲抑制作用は、脳腸間の満腹ホルモンのメッセージの強度を高めることで私たちに満腹感をもたらします。また**短鎖脂肪酸は脳に直接働きかけ、食欲のコントロールセンター（視床下部）の満腹ダイヤルを上げます。**

また、腸内細菌にタンパク質を与えることでも食欲を抑えられます。なんと、私たちが食べた**タンパク質に反応して腸内細菌が作り出す物質は、身体の最も強力な食欲抑制剤である脳内化学物質とほぼ同じもの**なのです。

本プログラムが推奨する食物繊維やタンパク質などの食品は、人間だけではなく腸内細菌にとっても良質の栄養になります。これらの食品を食べると、腸内細菌は私たちの食欲を抑制する物質を作りやすくなります。その結果、私たちは楽に食事を終えられるようになるのです。これは「意志力の強さ」や「良い1日を過ごしたこと」などとは何の関係もありません。腸内で懸命に稼働している腸内細菌工場を正常に機能させれば、食欲は抑えられるのです。

「多様性が我々の強み」

もし、労働者としての腸内細菌にモットーがあるとしたら、それは「多様性が我々の強み」といったものになるでしょう。なぜなら、多様な腸内細菌には、人間が体重をコントロールし、健康を保つのに役立つ様々な製品を製造するための技能があるからです。

現代人の標準的な食事には、食物繊維やタンパク質が少なく、糖質が多く、たくさんの超加工食品が含まれています。その結果、腸内細菌には何度も繰り返しバリエーションの少ない同じような食べ物が供給されることになります。扱う「部品」の数が限られているため、工場長であるあなたは、生産ラインを動かすために同じ種類の腸内細菌の労働者を大量に採用しなければなりません。同時に、やるべき仕事がない他の腸内細菌には、工場から出ていってもらう必要があります。こうして、腸内細菌の多様性は失われていきます。

不健康な人の腸内細菌には特徴があります。**あるタイプの細菌が優勢で、他のタイプの細菌が少ないか、存在していないのです。**これは太っている人の腸内細菌によく見られるパターンです。このパターンは非常に顕著なので、便を分析して腸内細菌のバランスを見るだけで、本人に会わなくても、その人が太っているかどうかを予測できるくらいです。

あなたが太っているなら、このような腸内細菌のパターンになっているかもしれません。その場合、日常的な体重管理に問題を抱えることになります。なぜなら、**痩せている人に比べて、あなたの腸内細菌は食べ物をエネルギーに変える効率が著しく高くなっているから**です。そのため、同じカロリーを摂取しても、その多くがエネルギーに変わることになります（これが、カロリー計算が役に立たないもうひとつの理由です。食品ラベルに記載されたカロリーは、あなたの腸内細菌がその食品からどれだけのカロリーをエネルギーに変えるかを正確に表してはいないのです）。

あなたの腸内細菌は、体重を増やしやすいタイプかもしれません。でも、ご心配なく。腸内細菌を正常化させるための、実践的なアドバイスは多くあります。**科学的には、エサの与え方を変えれば、腸内細菌は数日で変えられる**と言われています。

体重を「移植」する

腸内細菌が体重に影響を及ぼすことを証明するさらなる証拠が、画期的な実験研究から得られました。実験では、肥満の実験用マウスの糞便から腸内細菌を抽出し、それを正常体重のマウスの腸内細菌に移植しました。移植後しばらくすると、驚くべき変化が起こりました。肥満のマウスから腸内細菌を移植された正常体重のマウスは、エサの内容を変えていないのに、肥満になったのです。正常体重だったマウスの腸内細菌は、太りやすい働きをするものに変わっていたのです。

同じことが人間にも当てはまるのではないかと思った人もいるかもしれません。果たして、人から人に「体重」を移すことはできるのでしょうか？「糞便移植療法」は、健康な人（ドナー）の腸内細菌を病気の人（受容者）の腸に移植する、新しいタイプの治療法です。前提になっているのは、ドナーの健康な細菌が、病気の受容者の腸内で健康をもたらす物質を産生することです。とはいえ腸内細菌がヒト間で体重を移植できることを示した最初の事例は、過体重の娘から腸内細菌移植を受けた正常体重の母親の体重が15キロ増えたケースでした。専門家は現在、腸内細菌のドナーは健康的な体重の人であることを推奨しています。

グループセッションでこの話をすると、患者たちはよくこう質問してきます。「太った人の腸内細菌が痩せた人の体重を増やしたのなら、痩せた人の腸内細菌を移植すれば太った人の体重を減らせるのでは？」。科学や医学は常に進歩しているので、**将来的には腸内細菌移植が減量治療になるかもしれません**。しかし患者たちは、この章でこれから説明する実践的なアドバイスを聞くと、「自分の腸内細菌がすでに１００兆個もあり、適切な食事をすれば減量や健康維持に役立てられるのに、わざわざ他人の腸内細菌をもらう必要はない」と考えるようになります。

チョイス1

毎日食物繊維をたくさん摂る

本プログラムがこれほど効果的である大きな理由は、食後に空腹を感じにくいことです。野菜や果物、ナッツ、種子類、レンズ豆のような食物繊維が豊富な食品をたくさん食べることで、腸内細菌の力を利用して食欲抑制物質を作り出し、食後に満腹感が得られるようになります。

食物繊維は腸内細菌の多様性を高め、「食べ物からカロリーを得やすい、太った人に特徴的な腸」から、「食べ物から余計なカロリーを取り出さない、痩せた人に特徴的な腸」へと変化させます。

また、食物繊維には体重管理上の利点が他にもあります。果物や野菜などの食べ物に含まれる天然の糖質を包み込み、これらの糖質が身体に吸収されにくくするのです。その結果、**食物繊維の多い食品は食後の血糖値の上昇を緩やかにし、インスリンの分泌を抑え、脂肪の蓄積を減らします。**

食物繊維が多く含まれる食べ物

食物繊維を1日30g以上摂ると、大きな健康効果を享受できます。前述のように、本プログラムでは食べ物を計量したり、カロリーを計算したりはしません。しかし、目安として各食品にどれくらいの食物繊維の量が含まれているかを知っておくのは役立ちま

す。

食物繊維を摂取するには野菜が一番です。２００gのキャベツには、10gの良質な食物繊維が含まれています。

種子類も食物繊維の良い供給源です。たとえば大さじ2杯の亜麻仁（フラックスシード）には９gの食物繊維が含まれています。毎日スプーンで口に入れ、大きめのコップ1杯の水と一緒に摂取すれば、腸内細菌にも良く、健康的な習慣を作れます。

豆類（糖質の多いベイクドビーンズは除く）にも、腸内細菌と相性の良い**レジスタントスターチ（難消化性デンプン）**と呼ばれる食物繊維が多く含まれています。

チョイス2

野菜を食べる！

野菜は、人間にとっても腸内細菌にとっても良質の栄養です。プログラムの食事の中心は野菜です。野菜には、食物繊維だけでなく、ビタミンやミネラル、**植物栄養素（ファイトケミカル）**などが豊富に含まれています。

野菜が苦手な人でも、プログラムを実践すれば驚くほど「自然に」野菜を食べられるようになるはずです。なぜなら、美味しいからです。巻末のレシピ集には、野菜の味わいや風味のバリエーションを新たに発見するためのアイデアが満載で、定番にしたいレパートリーがすぐに見つかるはずです。サラダやスープ、メイン料理まで、野菜の美味しさを存分に引き出し、健康的に味わうための方法がたくさん載っています。

虹色の食べ物を摂る

植物栄養素は、自然界に存在する多様な植物性の物質です。腸内細菌が植物栄養素をエサにして、私たちの健康を大きく向上させる様々な生産物を作ります。植物栄養素が豊富な食品の多くは、鮮やかで美しい色をしています。たとえば、太陽のような黄色のウコン（ターメリック）、濃い紫色のナスなどです。このようにカラフルな食べ物を食べることは、**「虹を食べる」**と表現されることがあります。まばゆい万華鏡のような自然の恵みを受け入れ、食品添加物によってカラフルに染められた食べ物には背を向けましょう。

植物栄養素が豊富なプログラム食品の例には以下のものがあります。

・赤、オレンジ、黄色の野菜や果物（ベリー類、にんじん、パプリカ、トマト、レモン

などの柑橘類など)
・濃い緑色の野菜(ブロッコリー、ロメインレタス、ほうれん草、ケール、香菜など)
・玉ねぎ、長ねぎ、ニラ、にんにく
・ナッツ(アーモンドやクルミなど)、種子類(ごま、亜麻仁、ひまわりの種など)
・豆類(乾燥豆、エンドウ豆、レンズ豆など)
・コーヒー、緑茶、紅茶、ハーブティーなど
・カカオ(カカオ分85~90%のダークチョコレートなど)
・生または乾燥のハーブや香辛料(シナモン、しょうが、ローズマリー、ターメリックなど)

チョイス3

腸内細菌を弱らせる超加工食品を避ける

超加工食品は私たちの健康を害し、体重を増加させます(第8章で詳しく解説)。前述したように、私たちは自分と腸内細菌の「2人分」の食事をしているので、こうした健康を損なう食べ物を摂ると腸内細菌も被害を受けます。

超加工食品には食物繊維が少ないため、腸内細菌が飢餓状態に陥り、食欲抑制物質の生産が減ります。これは、超加工食品を食べても空腹が満たされにくい理由のひとつです。

次に、食感や保存性を高めるために超加工食品に添加される、カルボキシメチルセルロースやポリソルベート80のような乳化剤もあります。これらの**乳化剤を摂ると、腸内細菌によって腸内に炎症が起こり、過食や体重増加が促されます**。

また、超加工食品には人工甘味料が含まれている場合が多くあります。人工甘味料の消化は人間にはできませんが、腸内細菌はできます。人工甘味料は化学物質であり、食品ではありません。摂取すると腸内細菌に負荷がかかり、血糖値が乱れ、食べ物から多くのカロリーが体内に吸収され、体重が増えやすくなります。

腸内細菌の健康にとって、超加工食品は何のメリットもありません。人間の身体は腸内細菌と一心同体で働いているので、腸内細菌が病気になれば、私たちも病気になります。腸内細菌に超加工食品を与えるべきではありません。その代わりに本プログラムが推奨する食品を食べれば、腸内細菌に良質のエサを与えられます。そうすれば腸内細菌は満腹感を保ち、血糖値を安定させ、望ましい体重を維持するために、私たちに協力してくれるのです。

チョイス4

バラエティに富んだ食事を心がける

人間は雑食動物であり、腸内細菌の多様性を支えるためには、雑多な食べ物を食べることが必要です。けれども近年、私たちの食べるものの種類は乏しくなっています（穀物、砂糖、加工度の高い油などが中心）。**同じ食品ばかりを食べていると、人類が本来持っていた腸内細菌の多様性が失われます。**その結果、腸内細菌は貧弱で、不健康になってしまいます。

本プログラムでは多様性を重視します。「ＯＫ食品リスト」（Ｐ37）と巻末のレシピ集を見れば、腸内細菌の多様性を回復させる、バラエティに富んだ食べ物が用意されていることがわかるはずです。こうした食事をすることで、腸内細菌は私たちを健康にする物質を生産してくれるようになります。

チョイス5

プレバイオティクス食品とプロバイオティクス食品

食物繊維とレジスタントスターチは、プレバイオティクスと呼ばれる食品成分です。

プレバイオティクスを摂ると、腸内細菌はそれを私たちに満腹感を高めるなどの健康効果をもたらす物質（短鎖脂肪酸など）に変換します。

一方、プロバイオティクスは、有益な細菌を多く含む食品です。プロバイオティクスが豊富な食品を食べることは、腸内細菌の工場に人事採用チームを設置するようなものです。これは、この新しい腸内細菌が、私たちの健康を維持する物質の生産量を増やすためだと考えられているからです。また、新しい労働者（腸内細菌）がすでに腸内に「100兆人以上」いる既存の労働者に「良い影響」を与え、サポートや補強を提供するためとも考えられています。

私は患者たちからよく、「プロバイオティクスのサプリメントを飲み始めたほうがいいですか？」と尋ねられます。その答えは、健康な腸内細菌が繁殖するのに適していない腸内環境が続いている場合、**プロバイオティクスだけでは腸内細菌の立て直しや活性化はできない**ということです。プロバイオティクスのサプリメントを摂取していても、紅茶に人工甘味料を入れて飲んだり、食物繊維をあまり食べなかったりすると、腸内細菌それ自体と同様、プロバイオティクスに含まれる細菌はうまく働かなくなります。美しいバラの木を買ってきて、質の悪い肥料不足の土に植え、それが良く育つことを期待するようなものです。

食物繊維や野菜、植物栄養素で腸内細菌を育て、超加工食品を避ければ、プロバイオティクスの細菌も活発に育ち、腸内細菌と一緒に働いて健康と満腹感を維持してくれるようになります。

プロバイオティクスが豊富な食品には、ナチュラルヨーグルトやギリシャヨーグルト、ザワークラウト、りんご酢、味噌、キムチなどの**発酵食品**があります。また、**ケフィアと呼ばれるコーカサス山脈原産の発酵プロバイオティクスヨーグルトを飲むと、健康な細菌の数を増やせます**。ケフィアは現在では市販品として手に入りやすくなっています。ケフィアは「牛乳」と「有益な細菌培養物」という2つの成分からなる食品です。市販されているプロバイオティクスドリンクの中には、人工甘味料のような成分が加えられているものがあるので注意してください。このような成分は腸内細菌に害を及ぼすため、プログラムでは推奨しません。

私の患者には、自らの民族的な食文化を引き継いでいる人が多くいて、グループでそれぞれがどんな発酵食品を食べ、飲んでいるかを話すこともあります。彼らの食生活は、腸内細菌に関する知識というよりも、「発酵食品を食べると健康になる」という伝統的な食の知恵に基づいたものです。

この章の冒頭で紹介した私の患者のガブリエラは、自らの体重の問題を「秘密を知ること」で解決できたと説明しています。その秘密とは、彼女がプログラムで学んだ科学的な知識です。**科学を実用的な方法で日常生活に応用すれば、健康を改善できる**――これは、プログラムの中心にある考えです。この章では、この新しくて刺激的な腸内細菌の科学を用いて、食事を望ましいものに変える方法を説明してきました。私たちが食べているものは1人分の食事ではなく、2人分（正確には100兆人分）の食事であることも、よく理解してもらえたのではないでしょうか。この章で推奨したような食べ方をすれば、わずか数日で腸内細菌が変わり始めます。それまで体重を増やすような働きをしていた腸内の労働者たちは、あなたを痩せさせるために毎日働いてくれる、活き活きとしたドリームチームへと生まれ変わるのです。

第5章

運動
「カロリー消費」ではない真の目的とは？

プログラム参加者の声

「このプログラムを始める前、私は精神的にも肉体的にも混乱していました。今は人生が大きく変わり、これ以上ないほど感謝しています。私は自由になりました。自分の身体の機能を科学的に理解できるようになりました。長年腐った繭の中に閉じ込められていたのが、そこから抜け出し、今は美しい蝶になったような、自由で幸せな気分です。すべては、この人生を変えるプログラムのおかげです。本当に本当にありがとう！」

ファラー、13キロ減量

人間は本来、動くようにできています。言い換えれば、じっとしている時間が長すぎるのは身体に良くないのです。もし「エクササイズ」という言葉に苦手意識を感じているのなら、この章はそれを変えるのに役立ちます。運動を科学的に理解することで、運動を「カロリーを消費するための手段」と見なす古い考え方を捨てられるようになります。そして、**運動がインスリンレベルを低く保つうえで大きな役割を果たしている**ことがわかります。これが、運動と減量の関係を正しくとらえるために必要な視点であることも理解できるようになるでしょう。

運動は強力な処方箋なので、副作用があります。しかし、薬の副作用とは違い、運動の副作用は、血圧の低下や血糖値の安定、強い筋肉、効率的な心臓、メンタル向上、良質な睡眠など、気分が良くなるものです。この章では、運動がもたらす様々な減量・健康上の利点を説明します。それは自分に合っていて、快適で、健康的で充実した未来につながる毎日の運動との付き合い方を見つけるための、ガイドとなるでしょう。

なぜ「運動でカロリーを消費させる」という考えではうまくいかないのか

この章では、運動がダイエットにどう役立つかを詳しく見ていきます。しかしその前に、まず知っておくべき重要なことがあります。それは、**「運動でカロリーを消費させる」という考えから抜け出す**ことです。これは「カロリー・イン／カロリー・アウト」という考え方の一部で、「後でジムに行くから」と言ってビスケットに手を出すなど、我慢できずに甘い物を食べることの言い訳によく使われます。

しかし、「運動すれば、甘い物を食べて増えたカロリーを帳消しにできる」というこの考えは正しくはありません。このケースの場合なら、ビスケットは体重の増加以上に身体に悪影響を与えます。まず超加工食品は、腸内細菌（第4章）にとって有害で、身体の他の部位にもダメージを生じさせます（第1章、第2章、第7章、第8章、第13章）。ビスケットに含まれる砂糖も害をもたらします。

糖の大部分は3つの燃料タンク（肝臓、筋肉、体脂肪）に振り分けられますが、一部は心臓や腎臓、脳など、身体の他の部分に沈着します。やがて、これらのデリケートな身体の部位は「糖でコーティング」されるようになります（このプロセスは「糖化」として知られています）。**糖化は心疾患や腎機能低下などの問題を引き起こします。**また現在では、脳への過剰な糖化と認知症との関連性が研究によって示唆されています。このことからも、「甘い物を食べてもジムに行けば帳消しにできる」という考えが正しくないことがわかります。こうした**食べ物が与える身体へのダメージは、運動では元に戻せな**

いのです。悪い食事がもたらす影響からは、逃れられません。

また、「摂取した余分なカロリーは、運動すれば解消できる」という考えは、「ビスケットを食べて増えた分のエネルギーは、ジムに行けばすぐ使い切れる」といった思い込みを前提にしています。けれども実際には、３つの燃料タンクは順番に使われていきます。まず筋肉に蓄えられている燃料（３００キロカロリー分）が、次に肝臓の燃料（１０００キロカロリー分）が使われます。この２つの燃料を使い果たしたら、ようやく第3の燃料タンクである体脂肪（ビスケットを食べたことで得た余分な糖の大部分が蓄えられている場所）が使われ始めます。しかし、筋肉と肝臓に蓄えられた合計１３００キロカロリーを消費するには、何時間も運動をしなければなりません。これは、ほとんどの人にとって現実的ではありません。

つまり、40分間のガーデニングや30分間の水泳など、私たちが忙しい日常生活の中で行っている**運動のほとんどは、体脂肪ではなく、筋肉と肝臓に蓄えられた燃料のみを使っているだけ**なのです。これを知れば、運動によって脂肪を燃やせるという考えが正確ではないことがわかるはずです。

では、なぜ運動する意味があるのか？

身体が正常に機能しているとき、インスリンは血液中の余分な糖を簡単に肝臓に移動させられます。肝臓も少量の糖であれば問題なく対処できます。その一部を燃料として自らに貯蔵し、余分なものは脂肪に変換して貯蔵するのです（その結果、体重が増加します）。

しかし、糖質を摂りすぎると問題が生じます。私たちが朝食用シリアルやパン、ビスケット、フルーツジュース、炭酸飲料などをたくさん摂ると、肝臓は大量の余分な糖を脂肪に変換しなければならなくなります。一部の脂肪は肝臓に停滞し、不健康なうっ血を引き起こします。これは、脂肪肝として知られている状態です。すると肝臓は自らを守るために、インスリンを遮断します。インスリンがこれ以上糖を取り込まないようにするためです。これはインスリン抵抗性と呼ばれ、体重増加や高血圧、2型糖尿病、多嚢胞性卵巣症候群などの慢性代謝性疾患の大きな原因になります。

一方、インスリンは扉を閉じられることを嫌い、仲間を大量に増やして、このロックアウト（抵抗性）状態を打開しようとします。大量のインスリンが、閉じられた扉を破壊しようとする（インスリン抵抗性を克服しようとする）ため、インスリンレベルは慢性的に高くなります。

インスリンレベルが高いと、体重が増加します。体脂肪はインスリンに対して扉を閉じない唯一の燃料タンクであり、無限の貯蔵能力があるからです。

これはまさに悪循環です。**高糖質の食事は、インスリン抵抗性を引き起こします。**インスリン抵抗性はインスリンレベルを高め、その結果として脂肪蓄積と体重増加が促されます。体重増加は体内の炎症レベルを上昇させ、インスリン抵抗性をさらに高めるのです。

この説明を聞いて、「生物学的には興味深いけれど、この章のテーマは運動なのでは？」と思った人もいるかもしれません。ではここで、運動がどんな効果をもたらすか、当ててみてください。そう、運動はインスリン抵抗性を抑え、この悪循環から私たちを解放してくれるのです。

運動すると、筋肉はインスリンの力を借りずに血液中の糖を自らに取り込みます。その結果、血液中の糖の量が減ります。出番がなくなったインスリンは、奥に引っ込みます。インスリンレベルは下がり、体重が減ります。体重が減ると体内の炎症レベルが下がり、インスリン抵抗性がさらに低下します。

つまり**運動が減量にもたらす最大の効果は、インスリン抵抗性が消失することです。**これまで見てきたように、インスリンレベルを下げるには、低糖質の食品を選ぶこと、食事の時間帯を制限することが役に立ちます。これに加えて、運動にもインスリンレベルを下げる強力な効果があります。本プログラムの鍵は、単なる「低炭水化物の食事」というより、**「インスリンレベルを低く保つ生活」を心がけること**にあるのです。

2型糖尿病とインスリン抵抗性

2型糖尿病の原因は高血糖ではありません。これは、よくある誤解です。誤解される理由は、この病気の治療の多くが錠剤や注射による血糖値のコントロールに焦点を当てているからです。正確には、高血糖は2型糖尿病の「症状」です。この病気の「原因」は、インスリン抵抗性なのです。ある臨界点に達すると、どれだけインスリンが分泌されても、抵抗が大きく、血液から糖を充分に取り除けなくなります。その結果、血糖値が慢性的に高くなり、2型糖尿病と診断されるようになります。この高血糖の症状を治療するには、薬物療法が用いられます。しかし、インスリン抵抗性を抑えるために運動などして生活習慣を改善することで、2型糖尿病の根本的な原因を減らせるのです。

運動がもたらす健康効果

運動がもたらす健康効果は大きく2つあります。ひとつは、身体に及ぼす効果です。心臓を鼓動させ、肺に呼吸させ、筋肉を収縮させることで、身体が強くなります。もうひとつは、インスリン抵抗性を低下させることです。体内のインスリンレベルが低下し、高血圧や脂肪肝、多囊胞性卵巣症候群など、インスリン抵抗性が原因の病気が改善します。インスリンが抵抗性に遭遇することなく血液中の糖を取り除けるようになるので、**正常な血糖値を保ちやすく、2型糖尿病の症状を抑えられるようになります**。これはプログラムの参加者の多くに見られる効果です。

運動はメンタルヘルスを改善する

定期的な運動は、精神面でも大きな恩恵をもたらします。運動をすると、**エンドルフィンと呼ばれる脳内化学物質**が分泌され、ストレスや不安の軽減、運動後の爽快感など、私たちの気分を良くしてくれます。運動によって生じるエンドルフィンの効果の大きさを理解するために、その名前に注目してみましょう。「エンドルフィン（endorphin）」の「endo」は、「体内」を意味します。「orphin」は、強力なアヘン系鎮痛薬であるモルヒネ（morphine）に由来します。つまりエンドルフィンとは、私たちの「体内モルヒネ」なのです。ただしもちろん、本物のモルヒネと違って薬を服用する必要はなく、副作用のリスクもありません。この強力な快感物質の力を活用するには、身体を動かすだけでいいのです。

運動は、睡眠の質も向上させます。日中に身体を動かすことで、夜には心地よい疲労感が得られ、精神的にも落ち着いて眠りにつきやすくなります。

また、身体が強くなり、健康になるにつれて、自信や自尊心も驚くほど高まります。身体の潜在能力をフルに発揮できていると、良い気分でいられるのです。

本章の冒頭で紹介した私の患者のファラーも、運動を始めたことで、「腐った繭」から抜け出して「美しい蝶になったような、自由で幸せな気分」で毎日を過ごしていると述べています。彼女は今では、飛ぶような軽さで1日を過ごせるようになったといいます。とはいえ現時点では、1日を飛ぶような軽さで過ごすという気分は遠い先の話のように思えるかもしれません。まずはこれから紹介する実践的なアドバイスに従って、1日のスケジュールに運動を組み込むところから始めてみましょう。一日中じっとしているのではなく、活気に満ちた楽しい時間として運動を受け入れられるようになるはずです。

チョイス1

運動の計画を立てる

運動をどのように始めればいいのかわからない場合は、まず計画を立ててみましょう。会議や人と会う約束をするのと同じように、手帳に日時を書き込めば、運動をしやすくなります。このように事前に計画を立てておくことは、「忙しくて運動する時間がない」という考えを払拭するのにも役立ちます。私の患者には、複数の仕事を掛け持ちしたり、家族の世話をしたりしてとても忙しくしている人がいます。しかし、このような人でも、運動が自分にとって非常に重要であると判断し、事前にスケジュールに予定として書き込んでおけば、運動する時間を確保できるようになります。

どのくらいの時間運動するかは、あなたの現在の体力レベル次第です。最初は長い時間運動ができなくても構いません。**短い時間でも、運動したことになります。**まったく運動をしていない状態から、10分でも運動をするようになれば、それは大きな進歩です。また、人間の身体の素晴らしいところは、使えば使うほど良くなっていく点です。

身体を動かし続ければ体力やスタミナがつき、運動能力も自然と高まっていきます。

チョイス2

運動を楽しむ！

子どもの頃を思い返してみましょう。私たちは、インスリン抵抗性を解消するために運動していたわけではなかったはずです。サッカーをしたり、遊び場を走り回ったりしたのは、単にそれが楽しかったからです。大人になっても同じです。**楽しい運動を選べば、続けやすくなります。**

人は、自分に合った運動に楽しさを感じます。ラグビー選手とマラソン選手を比べると、体格はまったく違いますが、どちらも優れたアスリートです。同様に、あなたの体格や特性にあった運動と、そうでない運動があります。万人にとって正しい運動はありません。あなたに合った運動があるだけです。

また、「運動の効果を得るためには痛みや苦しみを感じなければならない」という考えも捨てるべきです。たしかに1980年代には、「ノーペイン、ノーゲイン（苦しまなければ得るものは得られない）」といった考えが一般的でした。しかし、こうした考え方は本プログラムにはありません。自分に合った、楽しい運動をしましょう。運動は気持ちの良いものなのです。
仲間とチームスポーツをする、プールで泳ぐ、ジムに行く、自転車通勤をする、など運動の方法は様々です。毎日の運動としてウォーキングを選んでもいいでしょう。スマートフォンやフィットネストラッカーで歩数をカウントすれば、活動量を把握できます。歩数の目標として人気があるのは1日1万歩です。実は、この数字が妥当であることを裏付ける確固とした科学的根拠はありません。それでも私の患者の多くは、現実的な目標であり、かつ心身の健康メリットが得られるために、この数字を採用しています。ただし、無理は禁物。現在の体力レベルで無理なく歩ける歩数から始め、体力がついてきたら増やしていきましょう。

チョイス3

身の回りの場所を「どこでもジム」にする

「運動をする」というと、ジムで1時間筋トレしたり、プールを何十回も往復したりすることだと考えられがちです。もちろん、こうしたエクササイズをするのは素晴らしいことです。しかし運動は、1日の中のある時間だけで行い、あとは明日まで何もしない、といったものとは限りません。身体を動かすことは、すべて運動だと見なせます。

運動は、いつ、どんなときにでもできるのです。よく探してみれば、日常生活の中に運動をする機会が驚くほどたくさんあることに気づくはずです。例を見てみましょう。

・自転車や徒歩で通勤する（ルートの一部でもいい。たとえば、数駅手前で降りて歩く）
・エレベーターやエスカレーターの代わりに階段を使う
・歩いて子どもの送り迎えをする
・遊び場や公園で子どもを遊ばせるときは、ベンチに座らず、一緒に走り回る

ジムやプールに行くだけではなく、世界を「どこでもジム」にするチャンスを常に探していると、毎日をアクティブに過ごせるようになります。

チョイス4

運動を始めるまでの一歩を楽にする

運動は、始めるのが簡単だと続けやすくなります。小さな工夫で、運動へのモチベーションを大きく高められます。例を見てみましょう。

・職場に運動しやすい服を持っていき、帰宅時に道のりの全部または一部を歩く
・やる気が起きないときでも身体を動かせるように、友人と一緒に運動する約束をする
・遠くの場所ではなく、家の近所のジムや公園で運動するようにする
・公共交通機関を使うときは、ひとつ手前の駅で降りて歩けるように早めに家を出る
・運動の道具を簡単に手に取れるようにする（例：自転車は倉庫や別室ではなく、玄関に置いておくと、気軽に乗ろうという気持ちになりやすい。運動をする部屋には常時マットを敷き、ダンベルを置き、ワークアウトの動画を頻繁に流す）
・キャスター付きの便利な買い物バッグを買うと、徒歩でショッピングをしたくなる

チョイス5

NEAT（非運動性熱産生）を高める

私たちがじっとしていることから解放されるのに役立つ別の動きがあります。それは、「非運動性熱産生（Non-Exercise Activity Thermogenesis）」、略して「NEAT」です。NEATとは、スポーツや運動のような正式なエクササイズ以外に、私たちが日常的に行う些細な活動（指でペンを弄んだり、手でリズミカルに足を叩いたりするようなものも含まれる）によってエネルギーを消費することを指します。子どもはNEATを多く

行う傾向があり、長いあいだじっとしていられません。こうした絶え間ない動きをしていることは、子どもが大人に比べて太っている割合が少ない大きな理由です。

成長するに従い、人の身体はＮＥＡＴモードから脱却していきます。しかし、大人でも子どものように日常生活の中でＮＥＡＴを増やすことはできます。実際、ＮＥＡＴの多い人は健康的な体重を保ちやすいことがわかっています。１日の中にＮＥＡＴを取り入れるためのアイデアを紹介します。

・電車やバスに乗っているとき、席が空いていても立つ
・座っているときは、定期的に姿勢を変える
・会議中に指でペンを弄ぶ
・携帯電話で通話するときにその場を歩く
・子ども部屋に用事があるときは直接行くようにし、遠くから大声で呼んだりしない
・家の中で何か必要になったら、家族に頼まず自分で取りに行く
・家のチャイムが鳴ったら、家族に任せずに自分で玄関に行く
・スーパーでちょっとした買い物をするときは、カートではなくカゴを持つ

どんな形で運動するのであれ、この章で見てきた運動に関する科学的な説明と、これまで紹介した実践的なアドバイスを活用すれば、「運動はカロリーを消費するために行うべきもの」という古い考えから抜け出せるはずです。運動はインスリンレベルを低く維持するためのものであり、何よりも楽しいものです。減量などの健康効果も得られ、気分も良くなります。**運動は日常生活でストレスにさらされている私たちの心を癒やす「応急処置」です。**私は以前、自転車に乗る習慣はありませんでした。しかし、思い切って勤務先の病院まで自転車で通勤することにしました。すると通勤時間は短縮され、乗っているあいだに良いアイデアがひらめきやすいこともわかりました。パンデミック下で病院がスタッフの車通勤を許可したときも、私は自転車で通勤し続けました。自転車に乗っているときが、当時の私にとって、心の応急処置の時間だったからです。

ぜひ、「運動は苦しいもの、特別なウェアや器具が必要なもの」という考えから離れ、日常の様々な機会を利用すれば気軽にできるものと見なすようにしてください。ガーデニングの楽しさや、エスカレーターを使わずに階段で上ったときの満足感、ヨガをした後の爽快感、ウォーキング後の心地よい疲れなど、身体を定期的に動かせば、きっとその気持ち良さでずっと続けたいと思うようになるはずです。

第6章

睡眠

ぐっすり眠れば太らない

プログラム参加者の声

「サポートに感謝します。私は今、自分の人生の操縦席に座っています。もう、乗客ではありません。このプログラムは体重だけでなく、私の人生すべてを変えました」

サルマ、13キロ減量

私たちがなぜ眠るのか、正確な理由はまだよくわかっていません。それでも、睡眠が重要であることは誰もが認めるところです。睡眠はライオンやコウモリ、イルカなど、自然界に生息する様々な哺乳類に共通の活動です。生命の長い進化の過程を経ても、睡眠をまったく取らない哺乳類は存在しません。これは、睡眠が生物にとって不可欠なものであることを物語っています。

睡眠が心身の健康に欠かせないものであることは広く知られています。しかし、睡眠が体重に与える影響についてはあまり知られていません。充分な睡眠を取れていないと、身体は翌日の活力を維持するために、ホルモンレベルを変化させます。しかし、この**ホルモンの変化は、空腹感と体重増加を促す**のです。

この章では、なぜ睡眠が食欲や体重管理、健康全般に重要なのかを科学的に説明し、睡眠を取り戻し、改善するための実践的な方法を紹介します。睡眠を充分に取れば、痩せやすく、気分を良くするホルモンが分泌されるようになります。

睡眠

――究極のリセット

私たちが眠ると、身体にはエネルギーが充電され、様々な機能がリセットされます。

日中に身体が受けた損傷は回復し、脳は周囲の髄液によって洗浄されます。その日に経験した記憶や思考は整理され、ファイリングされます。「朝にはすべての物事が良く見える」という言い回しがありますが、それには科学的な裏付けがあるのです。また、体内の各細胞には体内時計があり、24時間サイクルで作動しています。この体内時計は、体内のあらゆるプロセスのリズムとタイミングを設定しています。身体の各部分が適切なタイミングで適切な動きをするためには、各細胞の体内時計が、お互いに完全に同期し、また脳のマスタークロック（視交叉上核）とも完全に同期していなければなりません。しかし**日中、体内時計は少しずつずれていきます**。睡眠は、このずれた体内時計をリセットさせます。ぐっすり眠った翌日には、すべての体内時計が同期されて再び同じ時刻を告げるようになり、心と身体が最高のパフォーマンスを発揮できるようになるのです。

睡眠不足はコルチゾールを上昇させる

睡眠が不足していると、細胞の体内時計はリセットされず、細胞同士や、脳のマスタークロックとの同期がとれなくなります。その結果、生体機能が不適切なタイミングで起こったり、まったく起こらなかったりします。これは、私たちに不快さをもたらします。このような体内時計の乱れは、体重増加などの健康問題を引き起こす可能性があります。

正常な睡眠パターンでは、24時を過ぎると副腎が活発になり、コルチゾールというホルモンの分泌量が増え始めます。一晩ぐっすり眠ると、目覚める直前にコルチゾールレベルはピークに達し、身体は休息・睡眠モードから抜け出して、活力に満ちた日中モードに入ります。その後、**コルチゾールレベルは低下し始め、午後遅くには早朝のピーク時の4分の1になります**。

このような日常的な生理的作用だけでなく、コルチゾールには「ストレスホルモン」としての働きもあります。コルチゾールは、感染症と戦っているときや手術を受けているときなど、身体が強く、例外的なストレスを経験したときに呼び出されるようにも進化してきたのです。

身体は睡眠不足をストレスと見なします。必要なエネルギーがチャージされていない状態で、朝起きて、歩き、話し、活動しなければならないからです。その結果、睡眠不足というストレスに対処し、1日を乗り切ることができるように、コルチゾールレベルが上がります。通常なら、コルチゾールは朝に上昇してその後は徐々に減少していきます。しかし睡眠不足時は、コルチゾールは一日中高い状態を保ちます。私たちを動かすためのバックアップ発電機のような働きをするためです。

ただし、問題があります。コルチゾールのストレス反応は、あくまで非常事態のためのものです。慢性的な睡眠不足に対処するようにはできていないのです。またコルチゾールのストレス反応は、身体に生き続けようとする回復力があることの証しです。しかし、コルチゾールレベルが高い状態が続くと副作用があります。それは、私たちを太らせるということです。

ステロイドと体重増加

コルチゾールは体内で作られるステロイドホルモンです。コルチゾール値の高さ（睡眠不足が原因）と体重増加の関係は、ステロイドの服用がもたらす影響によっても説明できます。喘息や関節炎などの症状でステロイドを服用したことがある人は、それによって体重が増えた経験があるのではないでしょうか。

コルチゾールが体重増加を引き起こすのは、インスリン抵抗性を助長するからです。

インスリンはこの抵抗性を克服しようとします。その結果、インスリンレベルが急上昇します。そのため、たとえ本プログラムが推奨する食事を摂り、食事時間枠を実行し、運動をしていたとしても、**睡眠不足だと翌日にはインスリン（脂肪製造機）が多く分泌されて、身体は脂肪蓄積モードになってしまう**のです。

睡眠不足は空腹を招く

睡眠不足の日は、健康的な食事の選択をするのが難しくなり、以前の不健康な食習慣に簡単に戻ってしまいます。心が疲れていると、食品メーカーの誘い文句にも乗せられやすくなり、つい「甘い物を食べて元気を出さなければ」と思ってしまいます。しかし、その糖分は血糖値のジェットコースターに戻るためのチケットになります。その結果、一日中、血糖値の急上昇と急降下を繰り返すことで、私たちはひどく疲れてしまうのです。

また**睡眠不足のときは、グレリン（胃が発する空腹感を脳に伝えるホルモン）の分泌が促されるため、通常より空腹感が強くなり、食べ過ぎてしまいます。**ある研究によれば、一晩の睡眠不足が大きな影響を生じさせます。4時間しか寝ていないグループは、

8時間寝たグループに比べて翌日の食事量が22%も多くなりました。もしこの睡眠不足が1週間続いたとしたら、睡眠不足のグループはそうでないグループよりも食事を1・5日分多く摂ることになります。つまり、週に8・5日分の食事をするということです。

睡眠不足が引き起こすホルモンの嵐を鎮める

これまで見てきたように、**睡眠不足だと、空腹ホルモンのグレリンが多く分泌されて食欲を刺激するようになります。**また、**ストレスホルモンであるコルチゾールが上昇し、その結果としてインスリンレベルも上昇し、身体が脂肪蓄積モードになります。**

しかし、ご心配なく。これから紹介するように、本プログラムには、睡眠を改善するための方法も用意しています。これによって、睡眠不足が引き起こす「ホルモンの嵐」を穏やかにし、1日を快適に過ごせるようになるはずです。とはいえ、日常生活では思いがけないことが起こるものです。予定外の出来事のせいで、睡眠が充分に取れないこともあるでしょう。ですから、これから紹介する方法は、毎晩の完璧な熟睡を保障するものではありません。それでもこれらが、睡眠を日々改善し、睡眠不足ホルモンに悩まされないように生活していくための、着実な変化になることは間違いありません。そして、それはあなたの減量に大いに役立つものになります。

チョイス1

充分な睡眠が取れているかどうかを確認する

私は患者から、「睡眠はどのくらい取ればいいですか?」とよく尋ねられます。私は、**「万人に当てはまる魔法の睡眠時間はありません。**朝目覚めたときに活力がみなぎっていて、気分が良く、その日を元気いっぱいに過ごせるという感覚があるのなら、それがあなたにとっての最適な睡眠時間です」と答えます。

逆に、毎日こうした感覚で目覚めておらず、目覚まし時計のスヌーズボタンを何度も押してようやく目を覚まし、日中に疲れを感じているような人は、検査や睡眠アプリを使わなくても、睡眠が不足していると考えてまず間違いありません。

睡眠セルフチェック

プログラムの「睡眠」をテーマにしたセッションでは、私は患者たちに次の質問に答えてもらいます。

・就寝時間：（　　）時
・起床時間：（　　）時
・睡眠時間：（　　）時間
・朝、寝床から起き上がるのは（簡単／やや難しい／とても難しい）

　ぜひ、あなたもやってみてください。このセルフチェックをすることで、自分の睡眠時間の少なさに驚く患者は少なくありません。それをきっかけに睡眠の習慣を変えることを試み、朝、すっきり目覚められるようになり、1日の活力が増したと報告してくれる患者も多くいます。

チョイス2
早寝を妨げているものは何かをはっきりとさせる

　睡眠セルフチェックや起床時の感覚から、睡眠が充分に取れていないことがわかったら、次のステップとして、睡眠に悪い影響を及ぼしているかもしれない夜の習慣を見直してみましょう。

私は患者に次の質問に答えてもらうようにしています。

私が早い時間にベッドに入れない理由

1.（　　　　　　　　　　　　　　　　　）

2.（　　　　　　　　　　　　　　　　　）

最も多い答えは次の2つです。

1. 電子機器（スマートフォンやパソコン、テレビなど）を見ているから

2. 「自分の時間」を持ちたいから

この2つは自分にも当てはまる、という人は多いのではないでしょうか。それぞれ見てみましょう。

電子機器を見ている――身体が24時間の概日リズムの「休息－睡眠」の段階に移行する夜間に電子機器の画面を見ると、画面の光が身体のリズムを混乱させてしまいます。画面から発せられる**ブルーライトが目の奥にある視床下部に届くと、脳のマスタークロ**

ックに**「今は覚醒すべきときだ。昼間のように活動しよう」というメッセージが送られます。**その結果、神経が昂り、身体は休息モードに入らず、24時間周期の身体のリズムがずれてしまいます。眠気は訪れず、心がざわめき、目は冴えたままです。

寝る前に電子機器を使うのは、体内時計に影響するだけでなく、感情も乱しがちです。本来なら、眠りにつくまでの時間は、副交感神経（心身を落ち着かせ、穏やかにする身体のシステム）が優位になっているべきです。ところが電子機器を使って、メールの内容で嫌な気分になったり、SNSで気分を動揺させるようなコンテンツを消費したり、刺激の強いテレビ番組を見たりすると、交感神経（「闘争・逃走反応」など、神経を興奮させ、活動を促す身体のシステム）が活性化されやすくなります。

電子機器が早寝を妨げていると感じている人は、「この時間以降はスマートフォンや電子機器を使わない」という時間を決めてみてもいいでしょう。テクノロジー業界で働く多くの人たちも、この方法を取り入れています。彼らは睡眠前に電子機器の画面を見ることがどれほど心身の健康を乱すかを知っているのです。

このような提案をすると、抵抗を示す患者もいます。しかし、よく話し合えば、**コルチゾールの上昇やインスリン抵抗性、空腹感、イライラ、太るなどのデメリットがある**ことは、睡眠前に電子機器を使わない充分な理由になると理解してもらえるようになります。

早寝ができないことの主な理由の2つ目は、「自分の時間を持ちたいから」というものです。仕事や家事から解放され、自分のためだけに好きなように過ごす時間のことです。仕事で忙しい1日を過ごしたあとに、夕方から家族との時間や家事などの「第二の仕事」があるために、「自分の時間」が夜遅くに押しやられてしまうというのは、多くの人が経験していることかもしれません。

この問題への対処策として、**「寝る時間を固定させる」**というものがあります。「この時間までに眠れば、翌日は気分良く、元気に過ごせる」という自分に合った時刻を探り、毎日その時間になったら必ず就寝するようにするのです。たとえば、22時半までに寝ると決めたとしましょう。そこから逆算して夜の活動を見直すと、何が本当にすべきことで、何がそうでないかが見極めやすくなり、自分の時間を増やしやすくなるはずです。その洗濯は、朝に回せないでしょうか？　その勤務時間外のメールは、本当に夜に自宅から返信が必要なほど緊急のものでしょうか？　インターネットが普及する前は、基本的に仕事は職場だけで行われていました。そのことを思い出しましょう。

あなたも私の患者と同じく、これまでの夜の時間の過ごし方を見直すことで、貴重な睡眠時間を削ることなく、早めに「自分の時間」を作る方法を見つけられるようになるでしょう。親が子どもの寝る時間を決めるのと同じように、私たちは大人として、自分の寝る時間を決められます。夜の日課と就寝時間を明確にしておくことは、夜の熟睡につながるのです。

チョイス3

睡眠の質を高めるための準備をする

寝る準備は、ベッドに入る直前の数分間だけのことを指しているのではありません。**1日のすべての行動を、睡眠に至るまでの準備だと捉え直してみましょう。**寝る直前まで電子機器の画面を見ていることだけでなく、日中の運動やカフェインの摂取量なども、私たちの睡眠に影響を及ぼしています。本プログラムが推奨する以下の方法に従って、快眠のための最適な準備を整えましょう。

1．睡眠環境を改善する

子育てをした経験のある人なら、部屋を暗く、静かにし、適切な室温を保つなど、赤ちゃんの睡眠環境に気を配ったことを覚えているはずです。自分の睡眠環境にも、同じような配慮をしてみましょう。

まず、寝室をできる限り暗くしましょう。電子機器の電源ランプが暗闇に灯らないようにし、カーテンの隙間から光がこぼれないようにします。寝室を充分に暗くするのが難しい場合は、アイマスクを使う方法もあります。寝室の外の廊下などで使う夜間照明は、柔らかくオレンジがかった電球色のほうが、一般的な（青白い）電気の光よりも体内時計を狂わせにくくなります。また、睡眠中の身体の自然な体温低下をサポートするために、**寝室の温度を最適に保ちましょう**。

ウエイトブランケットを使う

重りのついた毛布は、睡眠補助具として人気があります。ウエイトブランケットの効果には現時点では充分な科学的裏付けがありませんが、私の患者の多くは、重り付き毛布を使うとリラックスでき、睡眠の質が良くなると話しています。毛布の重さは、快適さや自分の体重に合わせて選べます。ウエイトブランケットが人気なのは、赤ちゃんを抱っこしたり、誰かに大きく温かなハグをしてもらったりしたときのように、毛布の重さが身体を包み込み、癒やしや落ち着きが得られるからだと考えられています。

2.カフェインとの付き合い方を見直す

脳にとって、カフェインは強力な刺激物です。飲むと気持ちが良くなるのはそのためです。体内からカフェインが完全に排出されるまでの正確な時間は、遺伝子によって異なります。人によっては、**12時間**かかることもあります。たとえば16時に紅茶を飲んだ場合、24時を過ぎてもカフェインが脳を刺激し、寝つきが悪くなることがあります。1日の中で、コーヒーや紅茶、緑茶などを、どのくらい、いつ頃飲んでいるかを見直してみましょう。私の患者の多くは（中には睡眠障害があると思っていた人も）、「この時間以降はカフェインの摂取をやめる」と決めることで、睡眠が大きく改善されたことに驚いています。体内からカフェインが排出される時間は人によって異なるため、プログラムでは、多くの人に当てはまる目安として、正午頃にカフェインを飲むのをやめるよう推奨しています。私の患者の中には、それ以降はハーブティーや白湯、カフェインレスの紅茶やコーヒーを飲む人もいます。

3．日中に運動する

運動には様々なメリットがありますが、睡眠の質も向上させてくれます。日中に運動すると、夜にぐっすり眠りやすくなります。子育てを経験したことのある人なら、子どもが充分に身体を動かさなかった日は寝つきが悪いことを知っているはずです。それは、私たち大人でも同じです。運動をすると、身体に心地よい疲れを感じ、また快感物質であるエンドルフィンが分泌されるので、気分が落ち着きます。この効果は、数時間後の就寝時まで続くことがあります。ただし、就寝直前の運動は控えましょう。運動中に分泌されるアドレナリンなどのホルモンには、覚醒効果があるからです。これらのホルモンが分泌されるのは日中には良いことですが、寝る前にくつろぎたいときには合っていません。

4．就寝の2時間前以降は電子機器を見ない

これは寝る前に神経を静め、自分の時間を取り戻し、決めた時刻に眠るうえで極めて

効果的です。夜間に、枕元に置いた携帯電話で時刻を確認するのも良くありません。スクリーンが発する光で体内時計が乱れるからです。寝室での時刻の確認には、こうした光を発さない、従来型の目覚まし時計を使いましょう。私の患者の多くも、この方法は特に効果的だと言っています。もう、目覚めて真っ先に目にするものは、スマートフォン（と通知でいっぱいのホーム画面）ではなくなります。ベッドから起き出し、1日を始める準備ができたときに、初めてスマートフォンを使い始めるのです。

5．医師の診察を受ける

これらの方法を試しても、まだ睡眠に問題を抱えている場合は、かかりつけの医師に診てもらうことをおすすめします。よくあるパターンは、寝つきが悪い、眠りが浅い、早起きができないなどです。これらの睡眠障害は、気分の落ち込みや不安によるものかもしれません。医師に最善の対処策をアドバイスしてもらいましょう。

また、アルコールや睡眠改善薬の力を借りなければ眠れないという人も、医師に診てもらうことをおすすめします。これらは鎮静作用がありますが、それでも睡眠の質は下がりますし、中毒性があるからです。

睡眠中に気道が狭くなることで起こる、**「睡眠時無呼吸症候群」**によって睡眠が妨げられることもあります。その結果、呼吸が苦しくなり、睡眠の質が下がり、翌日に元気が出なくなります。治療せずに放置すると、長期的な健康問題につながりかねません。睡眠時無呼吸症候群の症状には、いびきや、自分の睡眠時の呼吸に関してパートナーに心配されること、日中にすぐ眠ってしまうことなどがあります。睡眠時無呼吸症候群かもしれないと思った人は、専門医の診察を受けてください。

私の患者の中には、寝つきは悪くないのに、トイレに行くために夜中に何度も目が覚めてしまう人もいます。このように、睡眠を妨げるような症状がある場合は、その原因となっている病気を治療することで睡眠の質が向上する場合があります。医師の診察を受けましょう。

睡眠習慣を変えるには、決意と忍耐が必要です。私の患者たちもそう言っています。しかし彼らはまた、この章で紹介したような方法を実践すれば睡眠は改善できるし、何よりそれが減量成功の鍵と感じていると述べています。本章の冒頭で紹介したプログラム参加者のサルマは、この感覚を「私は今、自分の人生の操縦席に座っています。もう、乗客ではありません」と表現しました。プログラムで紹介した睡眠のアドバイスに従うことで、サルマは睡眠不足が引き起こすホルモンの嵐への対処策を見つけたのです。

毎晩、完璧に眠ることは誰にとっても難しいものです。現実的には、ときには何かによって睡眠を妨げられることもあります。それでもサルマがそうだったように、あなたも眠りを改善することで、睡眠が持つ、この身体の魔法のような修復の力を、健康や減量に役立てられるようになります。

第7章

遺伝

親から受け継いだ「太りやすい体質」は乗り越えられる

プログラム参加者の声

「私の人生は変わりました。以前は、チョコレートを断ったり、ビスケットの袋を開けても全部食べたりしない人がうらやましかった。でも、今は違います。そもそも、家に甘い物を買い置きしておく必要なんてない、と思うようになったのです！　このプログラムを始める直前、テレビのトーク番組の出演者が、お腹が空いたときにしか食べない、と言っていたのを覚えています。私も彼女のようになりたいと思いました。そして今、私はそうなれたのです！」

ミタル、29キロ減量

何度もダイエットに挑戦しているのに、うまく体重を減らせず、「なんで私はこうなのだろう?」と思ったことがある人もいるかもしれません。私の患者の多くも同様です。「他の人は痩せているのに、なぜ私はずっと体重の問題を抱えているのだろう?」と考えてしまうのです。もし、あなたが今、痩せられないことに対して自分を責めるような考え方をしているのであれば、その考え方からそっと離れることを提案します。そして、「なんで私はこうなのだろう?」という問いに対する別の答えを伝えたいと思います。

それは、あなたの遺伝子です。

遺伝子の働きによって、上の世代から下の世代へと様々な特徴が受け継がれます。体重も、そのひとつです。

研究によれば、**あなたの体重の最大7割は遺伝子によって決まります**。これは遺伝子が身長に及ぼす影響よりもわずかに小さい程度です。私たちは、瞳や肌の色が親から子へと遺伝するのを知っているのと同じように、身長が親から子へと遺伝すると理解しています。しかし、こうした明らかな遺伝的特徴だけでなく、遺伝子が体重にも影響していることは、あまり知られてはいません。

これはあなたが知りたくなかった科学的事実かもしれません。咄嗟に、「体重が遺伝子の影響を受けているなら、遺伝子は変えられないので、私が痩せるのは無理なのだろうか？」と心配になったかもしれません。

でも、心配しないでください。この章でこれから説明するように、「自分の遺伝子に合った食べ方」をすることによって、つい食べ過ぎてしまう人もそれを大幅に改善できるようになります。つまり、この章が伝えようとしているのは、あなたにとって悪い知らせではなく、良い知らせなのです。自分がどんな体重関連の遺伝子を持っているか、その遺伝子に合うのはどんな食べ物かをよく理解すれば、自分にとって最適な体重で生活できるようになります。

あなたとあなたの遺伝子

遺伝子は、身体の取扱説明書のようなものだと見なせます。体重に関して言えば、この取扱説明書は、特定の食品を食べたときの脳の反応に影響を与えています。**遺伝子の組み合わせによっては、過食を誘発し、体重を増加させる引き金となる食べ物が存在します。**けれども、対処策はあります。自分にとって遺伝的に体重増加の引き金になるような食品を特定したら、プログラムの参加者がそうしているように、これらの食品の摂取を最小限に抑えたり、完全に避けたりすることを選択できるのです。

遺伝子が体重に与える影響

体重はひとつの遺伝子によって制御されているわけではありません。私たちの体重は、人それぞれ違う複数の体重制御遺伝子の組み合わせによって影響を受けています。これらの体重制御遺伝子は、異なる遺伝子変異を持つ可能性があります。つまり、あなたとパートナーや友人、同僚では、これらの遺伝子の種類が違う場合があります。それぞれの体重制御遺伝子は、体重増加リスクの増減に関わっています。これらの組み合わせが、私たちの体重に全体的な影響を与えているのです。

科学者たちは、特に体重増加リスクと強く関連している、**ＦＴＯ（Fat Mass and Obesity Associated ＝脂肪および肥満関連遺伝子）**と呼ばれる遺伝子を発見しました。ＦＴＯ遺伝子には様々な遺伝子変異があり、それによって太りやすいか太りにくいかが決まります。

私たちの約50％は、約1・5キロの体重増加（この遺伝子を持っていない人と比較して）に関与するＦＴＯ遺伝子を持っています。このタイプのＦＴＯ遺伝子を持っている人は、肥満になる可能性が20％高くなります。さらに16％の人が、約3キロの体重増加に関連するFTO遺伝子を持っています。これらの人たちは、肥満になる可能性が50％高くなります。これらのFTO遺伝子を、ここではFTOリスクと呼ぶことにします。

FTO遺伝子が体重に及ぼす影響については、現在科学的な研究が進んでいます。これまでのところ、FTO遺伝子が私たちの食べ物の選択に影響を及ぼしていること、またFTOリスクを持っている人は、FTOリスクを持っていない人と比較して、糖分の多いジャンクフードを好み、食べ過ぎる傾向があることなどが示唆されています。

FTOリスクを持っている人は、ビュッフェ形式のランチに行くと、ビスケットやペストリーのような超加工・高糖質の食品を選びがちになり、他の客が食べ終わっても、おかわりを取りにいきたいという衝動に駆られやすいかもしれません。遺伝的な組み合わせによって、こうした種類の食品を食べ始めると、止めるのがとても難しくなるかもしれないからです。食品メーカーの広告担当者は、誰をターゲットにしているのかを直感的に知っています。だからこそ、「袋を開けたら、手が止まらなくなる」といった宣伝文句を使うのです。

なぜ適量では満足できないのか

ビュッフェランチなどの場で、ある食べ物（特に、高糖質・超加工の食品）を食べ過ぎてしまいがちな自分の姿を想像した人もいるかもしれません。私たちがこれらの食べ物に惹かれるのは、**ドーパミンと呼ばれる脳内化学物質（神経伝達物質）を刺激することで「ヒット」や「ハイ」と呼ばれる状態が引き起こされる**からです。このドーパミンの快感メッセージが伝達される脳の部位は「報酬中枢」として知られています。これは、コカインやアンフェタミンのような薬物が刺激するのと同じ脳の部位です。

ドーパミンは「ドーパミンD2受容体」と呼ばれる受容体に結合することで、脳内で快感を生み出します。報酬中枢のドーパミン受容体の数は、遺伝子によって制御されています。そのため、他人よりドーパミンD2受容体の数が少ない人もいます。このような人は、糖分の多い食べ物を食べても、脳内で充分な快感が得られません。そしてそれを補おうとして、さらに糖分の多い超加工食品を食べ過ぎてしまう傾向があるのです。

甘いものを食べても充分な快感は得られないというこの感覚は、夜空いっぱいに広がる大量の花火が見たいのに、数発しか打ち上げられないようなもどかしさに似ています。「もっと花火が見たい」という感覚で甘い物を食べるのですが、脳の報酬中枢にあるドーパミンD2受容体の数が少ないために、思ったような数の花火は打ち上げられません。

糖分の多い超加工食品に対する反応に自分の遺伝子がどう影響しているかを理解すれば、**「意志力さえあれば食べる量を節制できる」という考えが正しくない**ことがわかるはずです。その代わりに、私の患者がそうしてきたように、この遺伝子に関する知識を使えば、食事量をコントロールしやすい食べ物を選択できるようになるのです。

太っているのが遺伝子の影響かどうかを知る方法

これまで見てきたように、人それぞれで異なる遺伝子の組み合わせは、私たちの体重に影響しています。ドーパミンの快楽信号伝達やFTO遺伝子の変異はその例です。遺伝子に書き込まれたこうした体重増加のリスクを、「遺伝子負荷スコア」と呼ぶ科学者もいます。

私の患者の中には、自分の遺伝的な太りやすさや、あるいは体重に影響を与えている遺伝子変異の種類を知りたがる人もいます。研究の被験者になったり、営利企業にお金を払って遺伝子配列を解析してもらったりすれば、自分個人の遺伝子負荷スコアを作成することも可能です。しかし、そのようなことをする必要は基本的にありません。遺伝的に太りやすいかどうかは、**過去の食事歴によって判断できることが多い**からです。研究によれば、体重増加に対する遺伝子負荷スコアが高い場合、まず小児期にそれが明らかになる傾向があります。満腹感が得にくく、過食につながりやすくなるのです。子どもの頃の誕生日パーティーでいつもケーキのおかわりを欲しがっていたとか、朝食で一番好きなのがシリアルボウルの底にある最後の砂糖の結晶をこそげ取ることだった人は、遺伝子負荷スコアが高い可能性があります。科学的な分析は、記憶がすでに伝えていることを再確認するだけのものになるでしょう。

なぜ肥満遺伝子は存在するのか？

両親に電話をかけて、太りやすい遺伝子を受け継がせたことについて文句を言う前に、理解しておくべきことがあります。それは、多くの人が体重増加に関してある程度のリスクを与える遺伝的な組み合わせを持っていることには、明確な生物学的理由があるということです。これらの**体重増加を促す遺伝子は、人類が生き延びるうえで役立つものだった**のです。

長い人類史のほぼすべての期間で、食料不足は重要な課題でした。体重増加を促す遺伝子が何万年もかけて進化してきたのはこのためです。私たちの祖先にとって、この遺伝子を持っていることは有利に働きました。なぜなら、バッファローを槍で突いたり、果物がなっている木を見つけたりして食べ物を得れば簡単に太ることができ、いざという場合に備えて豊富な脂肪を蓄えられたからです。その結果、彼らは痩せた人たちよりも飢饉を生き延びやすくなりました。だからこそ彼らは繁殖を続け、子孫に体重増加に関連する遺伝子を引き継いでいったのです。

進化の観点からも、特に甘い食べ物に引き寄せられやすい遺伝子を持っていることは有利だったでしょう。甘いものを食べたいという人一倍強い欲求を感じた私たちの祖先は、ブラックベリーを探しに刺のある茂みに入っていき、はちみつを得るために蜂に刺されながらも木に登り、蜂の巣を取りにいこうとしたでしょう。

何万年にもわたって人類の役に立ってきたこれらの肥満遺伝子が、私たちにとって不利な働きをするようになってきたのは、近代的な食生活が発展してきてからのことです。

手がかりは家族のアルバムに

子どもの頃、私はアルバムで家族の写真を見るのが好きでした。誕生日や、海辺への日帰り旅行、生まれたばかりの赤ちゃん、何気ない日常の一コマ。1970年代に撮影された写真には、そんな光景が写っていました。当時の人々の服装や髪型、車などにも興味を惹かれますが、今、同じアルバムのページをめくっていると、ある事実に気がつきます。これらの写真の中には、体重の問題を抱えている人がほとんどいないのです。

この時代の家族アルバムを持っている人なら、きっと同じことを思うはずです。しかし、当時の写真に写っている人たちも（さらに言えば、彼らの両親や祖父母も）、私たちと同じように太りやすい遺伝子を持っていたのは間違いありません。

具体的な数字を用いて考えてみましょう。1970年代、医学的に肥満に分類されていたのは英国国民の約7％でした。この数字は一世代後には4倍になりました。今日、この国の成人の4人に1人以上が肥満です。また、36％の人たちが過体重に分類されています。合計すると、国民の3分の2が体重の問題を抱えていることになります。しかし、1970年代の写真に写っていた大分部の人は、痩せていました。

何かが大きく変わったのです。それは、私たちの遺伝子ではありません。

「痩せる時代」へのタイムスリップ

これらの写真が撮られた当時には、今日ではほとんど見かけなくなった食文化がありました。それは、体重管理遺伝子が私たちに不利に働かないような食文化です。1970年代には、高い食費が人々を食べ過ぎから遠ざけていました。当時、食費は家計支出の25%を占め、住居費と光熱費を合わせたよりも高いものでした。そのためほとんどの家庭では不要な食料を買うことはありませんでした。必要な量だけを買っていたのです。

今日では、状況が大きく変わりました。食料は安くなり、食費は家計支出の約10%にまで下がりました。多くの人が、食べ物に不自由なく生活しています。もちろん、これは祝うべき状況です。しかし、落とし穴もあります。今日の食品、特に**超加工食品の多くは、エネルギーにはなるものの、砂糖が多く、食物繊維が少なく、食べ物としての質が悪い**ということです。食料は確保できるようにはなりましたが、栄養は確保できていないのです。

1970年代には、小売業の販売形態も人々の食料品の入手を制限していました。食料品店やスーパーマーケットの営業時間は今のように長くはありませんでした。多くの店は週半ばに半日閉店し、日曜日の営業も法律で禁止されていたため、食料は事前に計画して、店舗の営業時間内に購入しなければなりませんでした。店が開いているときに食料を買っておかなければ冷蔵庫が空になってしまうのは当たり前のことでした。外食では解決できませんでした。レストランは高価で、たまの楽しみとして行く場所だったからです。ファストフードは都会に出現し始めたばかりで、宅配サービスが普及するのはそれから10年以上も先のことでした。

当時は出来合いの惣菜を食べることもめったになく、どの家庭も必要に駆られて料理をしなければなりませんでした。超加工食品は、フリーズドライのマッシュポテトや、ミルクを加えるだけの粉末デザートという形でキッチンに入り込み始めていました。しかし、これらの食品が食事に占める割合は、今日の50%よりもはるかに少ないものでした（次章で詳しく解説）。家庭料理のレパートリーはほぼ決まっていて、たいてい一から手作りしていたため、誰もが、使う食材をきちんと理解していたのです。

今は色あせた写真に写る当時の世界では、**いつ食事をすべきで、すべきではないか**についての社会的な規範や共通理解がありました。食事は基本的に、誰かと一緒にテーブルを囲んで行うものでした。電車やバスの中や、道を歩きながら食事をすることに眉をひそめる、古い世代の価値観もまだ根づいていました。食事は通常、決められた時間に摂り、基本的に次の食事までは何も食べませんでした。結果として、人々は食事時間枠内でのミニ断食（P86）を実践していました。もちろん、当時の人はそのことをそんなふうには呼んでいませんでした。単純に、**間食をしなかっただけ**です。間食はまだ馴染みのある言葉になっていませんでした。しかし食品メーカーは、一日中元気で過ごすためには頻繁に食べることが大切だと宣伝し、朝から晩まで開いている人々の食事時間枠から利益を得ようとしていました。

この当時、人々の体内の働きは、絶え間ない砂糖の消費によって支配されてはいませんでした。血糖値は安定し（血糖値はジェットコースターみたいに一日中上下動を繰り返すことはない）、糖が誘発するドーパミンに脳の報酬中枢が何度も襲われたりもしていませんでした。砂糖は食事の一部でしたが、主役ではありませんでした。バースデーケーキや休日のアイスクリームは、日常的に食べるものではなく、たまのご馳走でした。この当時もＦＴＯリスクなどの太りやすい遺伝子を持っている人はいたはずですが、砂糖がたっぷり使われた超加工食品を毎日食べていたわけではないので、甘い物を控えるのに今ほどは苦労しなかったのです。

もし1970年代で時代の進化を止めていたとしたら、今でも体重の問題で悩んでいるのは一部の人だけでしょう。昔の家族アルバムの中に写る人たちは、現代の私たちと同じ肥満遺伝子を持っていましたが、それでも痩せていました。彼らのスリムな外見は、手の込んだ家庭料理を作るからでも、パーソナルトレーナーのもとでトレーニングに励んでいたからでも、専門的な知識や希少な情報源を持っていたからでもありません。彼らは自分の遺伝子に合った食生活をしていた、ごく普通の人たちでした。

つまり1970年代の写真は、**肥満遺伝子を持っているからといって、必ずしも太るわけではない**ことを私たちに示してくれているのです。肥満遺伝子は、銃弾が装填された銃と見なせます。この銃の引き金を引くきっかけは、現代の有害な食環境です。遺伝子は変えられません。しかし私たちは、自分の遺伝子の特性とうまくつき合っていくことはできるのです。弾の入った銃は単なるリスクです。プログラムの推奨に従って食べ物を選び、食事時間制限ダイエットを実践することで、自分の遺伝子に合った方法で食事ができるようになります。このような食事やライフスタイルを実践することは、過去の世代の人たちがそうしていたのと同じように、肥満遺伝子の銃の引き金を引かないことを意味します。そのため、この遺伝子の悪影響から逃れられるのです。

チョイス1

肥満遺伝子の引き金を引かない

これまで見てきたように、遺伝子は運命ではありません。それは単に、あなたがある環境よりも他の環境に適していることを意味しているだけなのです。

肌の色を例にとって説明しましょう。肌の色は遺伝子によって決まります。白い肌の遺伝子を持っている人は、日差しの強い場所にいるのは不向きです。その事実を無視して真昼の太陽の下に無防備に肌をさらすと、日焼けして肌を傷めてしまいます（皮膚がんになる可能性さえあります）。ですから、白い肌の遺伝子を持つ人の多くは、自分に不向きな環境（強い日差し）から身を守ることを選びます。真昼の外出はできるだけ避け、外出するときは帽子をかぶる、日焼け止めを塗る、日陰を探す、などするのです。

一個人が、今日の有害な食環境全体を変えることは不可能です。しかし、そこから自分の身を守ることはできます。色白の遺伝子を持っている人が日光から身を守る方法があるように、太りやすい遺伝子を持っている人も、1970年代の人々と同じく、自分の身を守れるのです。

そこで役立つのが本プログラムです。食べ物への理解を深め、身体が「本物の食べ物」として認識するものを調理し、食べましょう。**砂糖を多く含んだり、食べるとすぐに体内で糖に分解される食べ物を避ける**ことも大事です。**食事をする時間帯を決める**ことも効果的です。これらの方法を組み合わせることは、古い家族写真が撮影された時代に戻るタイムマシンに乗るようなものです。そこは、太りやすい遺伝子を受け継いでいる人も、体重をコントロールしやすい世界です。

本章の冒頭で紹介したプログラム参加者のミタルも、同じことを述べていました。彼女は、自分にどんな遺伝的特性があるのかを考えました。そして、特定の食べ物を口にすると脳の報酬中枢が強く刺激されていることに気づきました。「以前は、チョコレートを断ったり、ビスケットの袋を開けても全部食べたりしない人がうらやましかった」。このように自分の遺伝的特性を理解したことが、ミタルの力になりました。目の前にあると絶対に誘惑に勝てなくなる食べ物は、完全に避けたほうがいい、と考えるようになったのです。ミタルは自分の遺伝的特性に抗おうとするのではなく、これらの食べ物から自分の身を守ることを選びました。「今は違います。そもそも、家に甘い物を買い置きしておく必要なんてない、と思うようになったのです！」

あなたにも、同じことができます。自分の遺伝的な太りやすさを探り、それに合った方法で食事をしていきましょう。古風なネクタイを締め、ベルボトムのジーンズを穿き、厚底靴を履いている、古い写真の中の人たちは、私たちと同じ肥満遺伝子を持っていたにもかかわらず、食事をコントロールすることで、スリムな体形を保っていたのです。

チョイス2

部分的に以前の食生活に戻す（プログラムを自分の遺伝子に合わせる）

本書の各章は、私の患者が2週間ごとに行っているプログラムのグループセッションに対応しています。そのため、本章（第7章）に相当する「セッション7」の終了時点では、プログラムを開始してから14週間が経過したことになります。この頃になると、患者は「〇〇は、いつからまた食べ始められますか？」（P277）と尋ね始めます。つまり、「私はプログラムに従っており、順調に結果も出ています。将来、トーストと卵の朝食を食べたり、記念日にはプリンを食べたりしたいのですが、いいでしょうか？」という質問です。

私の答えは次の通りです。

遺伝子的な特性は人それぞれ違います。こうした食品に対する反応も個人によって異なるため、試行錯誤をしていくことが大切です。たとえば、夫婦で一緒にプログラムに従っていても、ある食品を再び食べ始めたとき、ふたりの遺伝子は違うので、それぞれの反応も異なるでしょう。

夫婦で、特別な食事の後にデザートを食べることを試してみたとします。パートナーは、それによって食べ過ぎが誘発されたり、減量の妨げになったりしないと気づくかもしれません。その一方で、あなたは同じデザートを食べても、求めているほどドーパミンが分泌されず、もっと大きな喜びを求めてさらに甘い物を欲しがるようになってしまうかもしれません。この実験を通じて、たまにデザートを食べるのは、パートナーには適しているが、あなたの脳の報酬中枢の働きとは相性がよくないという結論に達する可能性もあります。ミタルのように、こうした自己認識を得ることで、「自分にはコントロールできない食べ物があり、それらには一切手を出さないほうがいい」と考えられるようになるのです。

この章でお伝えしようとしているのは、あなたにとって良い知らせです。甘い物には手を出さないように決めたとしても、他の食べ物は以前のように楽しめるかもしれません。たとえば、日曜のランチにローストポテトを加えたり、たまには卵と一緒にトーストを食べたりしてもいいかもしれません。これらは美味しく、充分にコントロールした方法で食事に取り入れるようにすれば、体重に悪影響を生じさせないようにすることができます。

興味深いのは、私の患者の多くが、セッション7での「○○は、いつからまた食べ始められる？」というディスカッションを楽しみ、そのことを頭の片隅に置いているにもかかわらず、何年経ってもプログラムの食事をほとんど変えようとしないことです。なぜなら、彼らは生まれて初めて、自分の身体に合った食べ方を見つけたからです。気分も良く、健康が向上し、理想的な体重も維持できています。ミタルと同じく、以前の食生活が恋しいというよりも、プログラムを始めるまでの長いあいだ食べていたこれらの食べ物が、自分の遺伝子的特性に合っていなかったと考えるようになります。

患者たちはプログラムを通して、自分の身体に合った食べ物を見つけられるようになります。そして、そのことに良い感触を得ています。患者たちは、長いあいだ人類にとって最適だった食べ方を実践しています。それは、現代人である彼らにとっても最適なものです。**肥満遺伝子の銃は、適切な食べ物を選ぶことで無力化できます。**銃弾は装填されていますが、安全装置がオンになっているからです。

この自己認識の力を利用して、今日の食の世界を支配する超加工食品から身を守りましょう。人間の身体がこのような食品を食べることに適していないことを理解した今、次章でこの問題についてさらに詳しく考えてみましょう。

第8章

超加工食品

「不自然」な食べ物が私たちを太らせる

プログラム参加者の声

「もう、以前のような砂糖漬けの生活はしていません。素晴らしい気分です！　まるで、何年間も意識を失っていたみたいな気がします。今は肉体的な健康だけでなく、精神的にも思い通りに毎日を生きられるようになりました」

アリス、24キロ減量

今度スーパーマーケットに行ったら、立ち止まって周りを見渡してみてください。売られている食品のほとんどが、超加工食品であることに気づくでしょう。工場で製造されたパン、カラフルな加糖ヨーグルト、成型肉、インスタント食品、朝食用シリアル、ソース、ソフトドリンク、菓子、ビスケット、プリンなどが、棚にぎっしりと並べられています。何千種類もの商品があるように見え、豊富な選択肢があるように錯覚しますが、実際には、これらの食品は砂糖や質の悪い脂肪、人工甘味料、乳化剤、保存料、添加物など、ごく限られた数の原材料の組み合わせに過ぎません。

あなたはこれまで、健康的な食品を選ぶのに苦労してきたかもしれません。この章では、それがあなたのせいではないことを説明します。あなたも大勢の他の人たちと同じように、**一部の科学者から「ビッグフード」と呼ばれる大規模で、頭が良く、リッチな食品メーカーの思うがままに操られていた**のです。

こうした超加工食品まみれの今日の食生活を続けることは、遊園地のメリーゴーランドに気分を悪くしながら乗り続けているようなものです。私たちが超加工食品を買うことで、このメリーゴーランドは動き出します。私たちが超加工食品を買う理由は、食品メーカーが、それが普通で、当たり前のものに見えるように宣伝しているからです。メリーゴーランドが一周すると、めまいや吐き気を感じ、気分が悪く、降りたくなります。しかしこの食べ物は、私たちが食べるのをやめられないように、食品科学者が綿密な計算のうえで作ったものです。私たちは、超加工食品のメリーゴーランドから降りられなくなります。この**食品に脳をハッキングされ、さらに多くを求めるよう促されているので、消費量もコントロールできません。**

とはいえこれまでと同様、プログラムでは単に問題点を指摘するだけでは終わりません。この章ではこれから、超加工食品が体重や健康に及ぼす深刻な影響を科学的に説明し、この悪酔いするメリーゴーランドから抜け出すための方法を探っていきます。食品メーカーが仕掛けるトリックに背を向ければ、本物の食べ物を食べることで得られる豊かな風味や喜び、健康上の利点を享受できるようになります。

加工食品、超加工食品とは何か？

超加工食品に背を向けるための第一歩は、それが何であるかを理解することです。「加工」や「超加工」という言葉は、「無添加」や「〇〇不使用」といった、聞いたことがあるかもしれない他の表現と同じく、食品に施された加工の性質や程度を表す科学的な用語です。

無添加の食品には、卵や牛乳、天然ヨーグルト、肉、魚介類、ナッツ、種子、果物、野菜、ハーブ、香辛料などがあります。これらは、何千年も前から人類が食べてきた食材です。

加工食品は、食品の保存性や味覚を高めるために、砂糖や油、塩などを加えたものを指します。たとえば、シロップ漬けの果物、砂糖漬けのナッツ、砂糖と塩水で保存された缶詰の野菜などです。

超加工食品（UPF：Ultra-Processed Foods）とは、集中的な工業的加工を受けた（つまり「超加工」された）食品です。家庭料理では、同等の加工はできません。超加工の例には、水素添加や押出、成形、プリフライと呼ばれる化学的加工があります。また、消泡剤や異性化糖、分離大豆タンパクなど、家庭のキッチンでは見られない低コストで利益率の高い材料が使われています。人工甘味料や香料、色素、増粘剤、膨張剤、乳化剤は、食品を魅力的にし、原料や加工から生じる不快な色やにおい、食感を隠すために添加されます。

この章ではこれから、超加工食品に特に注目します。これが、私たちの健康と体重管理に最も大きな悪影響をもたらし得る食品だからです。

なぜ超加工食品は身体に良くないのか？

ビスケットや炭酸飲料、お菓子、ポテトチップスなどの超加工食品が身体に悪いのは、**「エンプティ・カロリー」（カロリーは高いが栄養価が低いこと）**だからだと見なされがちです。しかし、この考えは最近の画期的な実験によって覆されました。この実験では、実験者の注意深い観察のもと、まず被験者は2週間超加工食品（白パンのサンドイッチや、ダイエット炭酸飲料、惣菜など）のみを摂取しました。続いて、次の2週間は、未加工の食品（焼き魚やアーモンド、ブルーベリーなど）のみを食べました。重要なのは、この2つの食事のカロリーはまったく同じで、与えられた食事をどれだけ食べるかは被験者に委ねられていた点です。また、2つの食事に含まれる糖質、脂質、塩分、食物繊維の量もまったく同じにしました（ただし、超加工食品は食物繊維が非常に少ないため、超加工食品食の期間は食物繊維をサプリメントとして投与）。被験者は、未加工食品食に比べて超加工食品食を1日当たり500キロカロリー多く摂取し、2週間で約1キロ体重が増加しました。未加工食品食に切り替えると自然と食べる量が減り、増えた分の体重が減りました。

では、超加工食品の問題がカロリーではないとしたら、なぜこれらの食品は身体に悪いのでしょうか？　超加工食品を構成要素に分解すると、これらの食品には多くの共通点があることがわかります。まず、**食物繊維の不足は腸内細菌の労働力を枯渇させ、タンパク質の含有量が少ないと、体重増加を防ぐために必要な満腹ホルモンのテキストメッセージを生成できません。**大量の食塩は長期保存を可能にし、トランス脂肪酸を含む安価で質の悪い合成脂肪は味をよくしますが、心臓発作などの心血管疾患と関連しています。

添加物も日常的に用いられており、それには小児の多動との関連が指摘されているサンセットイエロー〔Ｅ番号：Ｅ１１０／Ｅ番号はＥＵで用いられている食品添加物の分類〕のような着色料も含まれています（現在、Ｅ１１０を含む食品には安全性に関する警告がラベルに記載）。そして、食品メーカーには切り札があります。それは、ほぼすべての超加工食品に含まれている砂糖です。砂糖は私たちを脂肪蓄積モード（インスリンの分泌を促し、血液中の余分な糖を脂肪に変えようとする）に陥れ、私たちを血糖値のジェットコースターに閉じ込めます。何より、**私たちを超加工食品に惹きつけるのは砂糖です。**

私たちを虜にする砂糖の力

ビスケットやポテトチップス、炭酸飲料、アイスクリームなどの超加工食品を食べるのをやめるのが難しいと感じているなら、それはあなたの意志力が足りないからではなく、これらの食品が私たちの体内の生理的な働きをハッキングするように作られているからです。

食品メーカーは巨額の資金を投じて超加工食品を開発しています。科学者や食品エンジニアは、超加工食品をあらゆる側面から消費者を惹きつけるものにすべく、被験者を用いた試食テストを繰り返しています。食品は独特の食感や密度（口当たり）を実現しなければならず、通常は口の中で溶けるように調合されます。これらの食品は、あまり咀嚼しなくても食べられるように設計されています。超加工食品を長く口に含んでいれば、離乳食のように、まったく噛まずに飲み込むことも可能です。スライスした白パンやビスケット、朝食用シリアル、ポテトチップスなどがその典型例です。

最も重要なのは、これらの食品は**脳の報酬中枢に作用するように設計されていること**です。前章で説明したように、報酬中枢は脳内化学物質であるドーパミンが分泌されることで快感を覚える脳の部位です。コカインなどの薬物を摂取したときに刺激されるのもこの部位です。

実際、**甘い味はコカインよりも魅力的**かもしれないという実験結果もあります。この実験では、実験用のラットが「コカインの静脈注射を打つ」か「加糖水を飲む」かの二択を提示されたところ、後者を選びました。アイスクリームやビスケットのような甘い超加工食品を食べ始めると、簡単にはやめられなくなるのも不思議ではありません。

食品メーカーには、強力なドーパミンハイを生み出す食品を開発するためのノウハウがあります。だからこそ、私たちは健康に悪いことを知っていながら、超加工食品を買い、食べてしまうのです。これは科学研究によっても裏付けられています。ある重要な研究では、ケーキやチョコレートのような超加工食品を食べると電気ショックを受けることを予期するように訓練された実験用ラットは、電気ショックを受けるかもしれないにもかかわらず、超加工食品を食べ続けました。科学的には、面白い実験かもしれません。しかし、これは人間にも当てはまります。人間は超加工食品を食べても電気ショックを受けません。その代わりに**私たちを待っているのは、体重増加や糖尿病、心臓病、胃酸逆流、エネルギー低下などです。**そしてラットと同じように、ドーパミンがもたらす一時的な快楽のために大きな代償を支払おうとしているのです。

超加工食品は中毒性があるか？

超加工食品、特に砂糖に中毒性があるかどうかについては、医学的にも学術的にも議論が続いています。米国精神医学会の依存症の診断基準には、その物質を使用したいという強い欲求や衝動があること、有害な影響があるにもかかわらず使い続けること、何度もやめようと試みていることなどが記載されています。いずれにしても、超加工食品と砂糖が厳密に依存症に当てはまるかどうかは別として、私の患者の多くが、プログラムに参加する前に、こうした**「やめたいけどやめられない」という感覚**に悩まされていたのは事実です。

便利に見えて「不便」な食品

私たちのキッチンに超加工食品が溢れかえるようになったのは、食品科学者や食品エンジニアのせいだけではありません。**「現代人は忙しく、時間がない」**という食品メーカーの説得力のあるマーケティングメッセージも、それを強力に後押ししています。現代人には、献立を考え、買い物をし、料理をするための充分な時間はありません。だから、食品メーカーは私たちを助けるために、「便利さ」を約束します。これらの食品を買えば、生活がもっと楽になるというのです。

マーケティングの宣伝文句は、これらの食品を買えば、献立を考え、材料を買い、調理をすることで時間を「浪費」しなくてもすむと謳います。さらに、この工場生産の、長持ちしやすい食品は、すぐに準備ができます。電子レンジなら数分間、熱湯を注ぐだけなら数秒間で出来上がり、パッケージを開ければそのまま食べ始められるものもあります。スーパーやコンビニで超加工食品が簡単に手に入るのだから、わざわざ家で食べる物を作って持ち歩く必要はないと促されます。

しかし、私たちは超加工食品が実際には「不便な」食品であることを知っているはずです。これらの食品を食べると体重が増え、2型糖尿病の発症リスクが高まり、膨満感や頭痛、エネルギー不足、気分の落ち込みなどの日常的な不快感を味わいやすくなります。**「便利」な超加工食品を食べた結果として体重が増えることで、私たちは様々な不便に見舞われることになります。**何を着るか、どこで服を買うかと悩み、社交の場で緊張し、自分に自信がなくなり落ち込み、人から体形のことで嫌味を言われ、通院や薬局通いに貴重な時間を費やす――これらはどれも、不便なことです。

人類は長年にわたって、よく知る食材を使って料理をし、それを食べてきました。「便利な食べ物」という考えは、ゼロから料理をする必要はないと私たちに呼びかけます。しかし**料理は、人間にとって基本的なライフスキル**です。自立した生活を送るために必須とされる、医学的に定義されたセルフケア作業リスト「日常生活動作（ADL／Activities of Daily Living）」には、シャワーやトイレ、移動、お金の管理に加えて、料理も含まれています。もし私たちが料理をしなければ、食べ物をすべて食料産業に依存するようになります。そうすれば、自立が損なわれ、生活の質が低下することになります。

しかし、私たちには選択肢（チョイス）があります。今こそ、食べることの主導権を取り戻すべきときです。

チョイス1

食品を装った超加工食品の成分に注意する

超加工食品を口にしないための最初のステップは、その見分け方を知ることです。タバコのパッケージとは異なり、これらの食品には、健康への深刻な悪影響があることを示す警告や写真の記載は義務付けられていません。ですから、原材料を注意深くチェックしましょう。以下のような成分が含まれていれば、超加工食品であると見なせます。

pH調整剤、消泡剤、人工甘味料（スクラロース、アスパルテーム、アセスルファムKが多い）、着色料、乳化剤（大豆レシチン、モノ－及びジグリセリン脂肪酸が一般的）、安定剤、保湿剤、水素添加油脂、タンパク加水分解物、マルトデキストリン、加工デンプン、保存料、大豆タンパク、砂糖およびその別称（デキストロース、濃縮果汁、高フルクトースコーンシロップまたは果糖ぶどう糖液糖、転化糖など）、ホエイタンパク質

このリストがすべてを網羅しているわけではありません。ここに記載していない怪しげな成分に出合ったら、自分の中で以下の3つの質問をして、それが健康を損なう超加工食品かどうかを確認してみてください。

1. 発音できるか？

私の患者たちが特に発音しにくいと感じたものに、たとえば「モノ－及びジグリセリン脂肪酸のモノ－及びジアセチル酒石酸エステル」があります。

2. 何かがわかるか？

インペリアル・カレッジ・ロンドンで博士号を取得し、長年、本プログラムを運営してきた私でも、「モノ－及びジグリセリン脂肪酸のモノ－及びジアセチル酒石酸エステル」がどんな成分かを正確に説明することはできません。

3. 家庭のキッチンにある食材か？

私は、「ステアロイル乳酸ナトリウム」や「二酸化硫黄」をキッチンの戸棚に保管しているというプログラム参加者の話を聞いたことがありません。

最後に、ある成分が健康に良いか悪いかを判断するための良いリトマス試験紙を紹介します。小さな赤ちゃんを育てているとしましょう。その赤ちゃんは、親であるあなたが、健康にいい食べ物を口に運んでくれると信じています。**あなたは、アセスルファムKや大豆レシチンをスプーンですくって、我が子の口に入れるでしょうか？** 考えただけでもぞっとするはずです。私たちは、愛するわが子を育て、世話をするのと同じように、自分自身のことも大切にすべきです。これらの成分は私たちの身体にとって最適な燃料ではありません。それらは食品に見せかけて工業的に作られた合成化学物質であり、体重増加や健康の問題を引き起こします。超加工食品は、私たちの身体を最高の状態で機能させてはくれません。もっと自分を大切にしましょう。あなたは、かけがえのない存在なのです。

チョイス2

多くの成分を含む食品は食べない

チョイス1は、食品が超加工食品かどうかを素早く見分けるのに役立ちます。しかし、本書の「OK食品リスト」（P37）を見ると、プログラムが推奨する食品が、最も健康的で優れたカテゴリーである「未加工またはミニマム加工の食品」に当てはまることがわかります。これらの食品は、原材料が記載されたラベル付けする必要のない、いわゆる「ホールフード」です。ブロッコリーを買っても、ラベルは貼られていません。それはブロッコリーです。卵や鶏肉、牛乳、いちごなども同様です。これらは、人間が食べるべき食べ物です。原材料はなく、何の細工も加えられていません。

マヨネーズや保存食など調理済み食品を買うときは、原材料の数が少なく、それらが自然な原材料とわかるものが良いでしょう。たとえば、フムスには「ひよこ豆やタヒニ、オリーブオイル、レモン汁、にんにく、塩」のみが含まれているはずです。

チョイス3 お弁当を作る

私たちは、質が悪く、糖分が多く、工場で生産された超加工食品を食べることが「普通」である環境で生活しています。そのため仕事や外出などで家にいないときは、事前に計画を立てておかないと、健康的な食事をするのは難しくなります。大都市に住んでいても、良質で栄養価の高い健康的な食べ物が簡単に手に入るわけではありません。自分の健康やウェルビーイングを、多国籍企業やファストフードチェーン、コーヒーショップに委ねるのはやめましょう。それは、自分の体重と健康を賭けてルーレットゲームをするようなものです。ギャンブルは、必ず胴元が儲かる仕組みになっています。長い目で見れば、あなたに勝ち目はありません。

その代わりに、手作りのお弁当を持っていくようにしましょう。私の患者たちは、プログラムが推奨する食材で作った美味しいお弁当を職場に持っていくと、工場生産のサンドイッチやポテトチップスを食べている同僚からうらやましがられると言っています。さらに、お弁当を作れば、お金も節約できます。ランチを外食したり、軽食を買ったりするのに比べて、かなりお金を浮かせることができます。

チョイス4 本当に「便利」な家庭料理を食べる

「現代人は忙しくて料理をする時間がない」という食品会社の謳い文句を鵜呑みにするのはやめましょう。こうしたメッセージに操られて料理をあきらめてしまうのは実にもったいないことです。あなたが料理し、身体が自然に受け入れる食べ物のほうが、砂糖たっぷりの超加工食品よりも様々な点で優れています。家庭で作る料理は美味しくて栄養があり、身体に負担をかけません。腸内細菌に良質の餌を与え、ホルモンの満腹メッセージを生み出します。これらの天然の食べ物は、人工的な化学物質ではなく、健康的な植物栄養素で彩られています。自分で作る料理は美味しいですが、それは超加工食品のように報酬中枢を利用しているわけではないので、食べるのを簡単にやめられます。

これは本章の冒頭で紹介した私の患者アリスが選択したことでもあります。彼女は長年、超加工食品ばかり食べてきたことを、「まるで、何年間も意識を失っていたみたいな気がします」と振り返っています。その後、プログラムに参加して、きっぱりと超加工食品をやめることを選びました。彼女は、**脳の報酬中枢を標的にされた食品を食べる**

ことは自分の意志ではコントロールできないと結論づけました。その代わりに、アリスは健康を取り戻すために、プログラムの「便利」で美味しい食べ物を料理して楽しむことにしました。「もう、以前のような砂糖漬けの生活はしていません。素晴らしい気分です！　今は肉体的な健康だけでなく、精神的にも思い通りに毎日を生きられるようになりました」。

アリスは、超加工食品は脳に大きな快楽をもたらすように作られているため、適量だけ食べて、あとは意志力や自制心で我慢する、という方法では通用しないことを理解しました。超加工食品の食べ過ぎから逃れるためには、これらの食品を一切摂らないと決意するほうが賢明です。

チョイス5

自分自身の新しい基準を作る

超加工食品は、それを食べることが「普通」と見なされるほど、現代の食卓に定着しています。もちろん、食に関する正しい知識を得たことで、こうした状況を普通だと思わなくなった人たちもいます。私の患者もそうですし、本書の読者の皆さんもそうです。これは非常に価値のある気づきです。世間的に「普通」と考えられているものを選ばないことには、違和感を覚えたり、難しさを感じたりすることもあります。しかし、一度思い切って人と違うことをしてみれば、私の患者たちがそうであったように、幸運が勇者に味方してくれるようになるのです。

喫煙に対する認識が、一世代のあいだに、流行的で好ましいものから、不快で望ましくないものに変わったように、超加工食品に対する認識の流れも変わりつつあります。あなたは、その先頭に立っています。1950年、科学者たちは喫煙が肺がんを引き起こすことを初めて明らかにしました。しかし、英国ですべての屋内公共スペースでの喫煙が禁止されたのはそれから57年後の2007年のことです。

社会が喫煙に関して成し遂げた進歩は、希望を抱かせるものです。しかし、この喫煙の例が示すように、社会規範や政府の規制が科学に追いつくには時間がかかります。

しかし、**超加工食品が健康に及ぼす悪影響を示す科学的データはすでに存在しています**。世の中の超加工食品に対する考えが変わったり、新たな法律によって厳しく規制されたりするようになるのを待つ必要はありません。本プログラムに従い、超加工食品や食品メーカーに背を向けることで、自分1人でも行動を起こせます。企業は巧みに超加工食品を私たちの食卓に送り込もうとしてきます。これらをきっぱりと拒絶すれば、私たちは健康や幸福を取り戻せるようになります。いつの日か、超加工食品を食べることは普通ではないと見なせるようになるでしょう。それまでは、自らの選択によってコントロールを取り戻しましょう。自分自身の力で、新しい日常を作るのです。

第9章 歴史の教訓

肥満の原因は「現代人のライフスタイル」

プログラム参加者の声

「私はプログラムに参加したことで、自分の人生と健康を選択できるようになりました。自分を変えることに挑むための知識と方法を手に入れられたのです。健康や体重の問題を、自分自身でコントロールできるようになりました。まだ課題はありますし、以前の習慣に戻らないように常に気をつけなければなりません。それでも今は、病気になって国民保健サービス（NHS）に頼ろうとするのではなく、まず自分自身で健康を管理できます。生まれて初めて、なぜ病気になったのか、なぜこんな食生活をしていたのか、そしてそれに対してどんな行動を取ればいいのかを理解できるようになったのです」

リチャード、23キロ減量

体重増加や糖尿病、高血圧のような健康状態は、現代ではあまりにも一般的になり、避けられないもの、さらには「普通」のものとさえ見なされるようになりました。しかし、少し歴史をさかのぼるだけで、これらの問題が人間にとって当然のものでも、避けられないものでもないことがわかります。体重の問題やそれに伴う糖尿病などの疾患が、珍しく、まれでさえあった時代が、それほど遠くない記憶の中に存在しているのです。

この章では、**肥満や生活習慣病が、あきらめて受け入れなければならない健康上の問題ではなく、実際にはライフスタイルの選択の結果である**ことを説明していきます。私の患者がそうだったように、ライフスタイルの選択は、あなたが直接コントロールできるものです。ですから、ぜひこのメッセージを希望に満ちた良い知らせだと受け止めてください。体重増加とそれに伴う健康問題を、避けられないものとして受け入れる必要はありません。あなたには自分にとって最適な体重で生活し、健康に満ちた人生を選択する力があるのです。

その参考になるのが、糖尿病などの健康問題がなく、健康的な体重を保つのが普通だった、少し前の時代のライフスタイルです。歴史の教訓を学べば、私たちもこのように生きられるようになります。

戦時下の国民は健康だった

1948年7月5日午前0時、英国で生活するすべての人に最も愛され、信頼される機関が誕生しました。「英国人にとって宗教に最も近いもの」として有名な国民保健サービス（NHS）は、「ゆりかごから墓場まで」の医療を提供するために設立されました。加入者の支払い能力ではなく、病状の必要性に応じ、無料または少額で利用できます。

NHSが設立された第二次世界大戦直後は、戦時中の政府の政策の結果として、それまで一般的ではなかった体重の問題や2型糖尿病などの疾患がさらに稀になっていた時期でもありました。

第二次世界大戦中、英国では果物や野菜、魚、パン（白パンは禁止されていた）を除くほとんどの食料が配給されていました。意外にも、配給は国民の食事の栄養の質と量の両方を大幅に改善しました。政府は「勝利のために耕そう（Dig for Victory）」というスローガンの下、国民に家庭で野菜を育てることを奨励。情報省は、「食べられる以上の量は取らないように」という公衆衛生上のメッセージを発信し、人々に食べ過ぎないように促しました。

ガソリンの配給は開戦後数週間で開始されましたが、1942年には国民向けのものは中止になり、公的部門のみが対象になりました。一般市民の自家用車の保有者はそれを利用できなくなり、移動は公共交通機関、自転車、徒歩で行われなければならなくなりました。公共交通機関では「長距離を移動する人の乗車を優先しましょう。移動距離が短い人はできる限り歩いてください」と呼びかけられました。

これらの措置はあくまでも国民が戦争を支えるための努力の一環として導入されたものでした。それでも食料の配給や、適量の食事の推奨、運動量の増加によって、2型糖尿病の症例は激減し、戦争直後の数年間は糖尿病が減少しているように見えるという予期せぬ結果をもたらしました。抗生物質と小児用のワクチン接種によって感染症を克服したことも相まって、医学の新しい「黄金時代」が到来しました。この黄金時代の中心には、「悪い病気を治療するだけでなく、良い健康を促進する」ことを使命に掲げる新しい保健サービスが輝いていました。だからこそ、NHS（National Health Service）は「国民疾病サービス」ではなく、「国民保健サービス」と名付けられたのです。戦争が終わり、医学と外科手術の進歩が明るい未来を約束していたことで、物事（と人々の健康）は良くなる一方だという楽観主義が高まっていました。

黄金時代はそれからどうなったのか？

その当時、医師も科学者も政治家も、体重増加と糖尿病の嵐が地平線の向こうに迫っているとは知りませんでした。配給制の時代よりも国民の食生活がはるかに非健康的になることも、**週に小さじ１４０杯の砂糖を摂ることが普通の食生活になる**ことも、超加工食品が人々のキッチンに入り込み、当たり前のように食卓に出ることも、ガソリンを利用できるようになった国民がごく短い距離の移動でも車を使うようになることも、人々が一日中じっとしていてテレビや電子機器の画面を見て時間を過ごすことも、睡眠不足が日常生活の一部になることも、誰も予想していませんでした。

１９９０年代前半には、黄金時代の到来や楽観的な見通しは消え去り、ＮＨＳは増えていく病気に対応しなければなりませんでした。ＮＨＳの創設期には食料配給制度や国民の運動量の増加によって減少傾向にあった2型糖尿病が、同組織が取り組む代表的な疾患になっていました。

現在、**英国では国民の15人に１人（４７０万人）が糖尿病に罹患しています**。この数は過去20年間で倍増しています。このうち10人中9人が過体重と密接な関連のある2型糖尿病患者です。私が医学部で学んだ当時、教科書には「2型糖尿病は高齢者の病気である」と書かれていました。その後、この記述は修正されました。近年、2型糖尿病と診断される患者の年齢はますます低くなっており、現在では子どもが診断されるケースも少なくありません。

NHSは、症例数とそれに伴う費用負担の増加に苦しんでいます。同組織は毎年、糖尿病の治療に全予算の10%に当たる100億ポンドを費やしています。これは、1時間当たり100万ポンド、1分間当たり1万9000ポンドに相当します。専門家は今、NHSが糖尿病で「破産」する可能性を懸念しています。新型コロナウイルスのパンデミックが最高潮に達していた2020年春には人々が自宅の玄関先に立って拍手喝采を送ったほど国民から愛されていた機関が、1940年代には消滅しかけていると思われていた病気の高まりの中で、沈没の危機に瀕しているのです。

何かひどくおかしなことが起こっています。

肥満を「よくあること」で済ませてはいけない

わずか80年前を振り返るだけで、体重増加も糖尿病も、それに関連する他の疾患も避けられないものではないことがわかります。なぜなら、現代とは食事や移動の方法が違っていたこの当時、今では「普通」と見なされているこれらの疾患を抱えている人はほとんどいなかったからです。

このような歴史的背景を理解することで、私の患者たちも、自らの体重や健康の問題は避けられないものではなく、超加工食品の普及による食の質の低下から、じっと座ったままで過ごすことが多くなったライフスタイルまで、様々な社会の変化がもたらしたものであることに気づきます。

患者たちは初め、減量のために参加したプログラムで歴史の授業を受けることに驚きます。しかし、**過去を振り返ることで、多くの患者たちが、自分の体重と健康について長年思っていた「なぜ？」という質問への答えを見つけられるようになります。**

「なぜ私の体重は増え続けるのだろう？」「なぜ私は糖尿病や高血圧、睡眠時無呼吸、脂肪肝、胃酸逆流になるのだろう？」「なぜ食後に膨満感や不快感があるのだろう？」「なぜ私はいつも疲れているのだろう？」

プログラムを開始するまで、私の患者の多くはこれらの質問に満足のいく答えを見つけられていませんでした。そして、「よくあることだから」とあきらめていたのです。

プログラムのグループディスカッションでは、この問題を別の視点から考えます。体重や健康の問題ではなく、ボイラーの故障や屋根の雨漏りなど、家のメンテナンスの問題が起きたことにたとえて考えてみるのです。家を見に来た業者から、高額の見積もりを提示されたとします。「なぜこの問題が発生したのですか？」と尋ねても、「よくあることなので」としか説明してくれません。

こんなふうに説明されたら、誰だって納得はできないはずです。にもかかわらず、**私たちは自分の体重や健康の問題を「よくあることだから」という考えで済ませようとしている**のです。本書でこれまで学んだ科学的知識があれば、このような考えが間違っていることはすぐにわかるはずです。現在では「よくあることだから」と考えられている体重の問題やそれに関連する健康状態を抱えている人が、つい80年前にはほとんどいなかったという事実に目を向けることでも、それがわかるはずです。

「ブルーゾーン」へタイムスリップする

世界には、「ブルーゾーン」と呼ばれる有数の長寿地域があります。それはギリシャのイカリア島、米国のロマリンダ、コスタリカのニコヤ、イタリアのサルデーニャ島、日本の沖縄〔過去の食生活についてであり、現在は事情が異なる〕で、これらの地域の人々は現代の高度に利便的な生活とは大きく異なる、昔ながらの素朴な生活を送っています。ブルーゾーンには、最先端の病院や治療法、医薬品があるわけではありません。この地域の人々の長寿の秘密は、むしろこうした現代的な「文明の進歩」があまりなく、**伝統的な未加工の食べ物を食べ、日常的に身体を動かす**ことにあります。彼らが糖尿病に罹患したり太っていたりする割合は低く、健康で長生きするのは、その伝統的なライフスタイルを維持しているからなのです。

まずは、根本原因に対処することから

体重増加や糖尿病、高血圧などの病気をライフスタイルの選択の結果だと捉え直すと、これらの健康問題の根本的な原因に対処しようとする自主性が生まれます。私の患者にとって、これは新しく、刺激的な考え方です。それまでは、薬を飲むことが唯一の解決策だと思い込んでいた人も多いからです。**薬は症状に対処はできても、病気の根本的な原因には対処できません。**

症状の根本原因に対処することと、症状を治療することの違いを理解するために、喫煙を例に挙げましょう。あなたがタバコを吸っていて、健康を害しているとします。息

切れし、咳が出ています。症状を治療するというアプローチの場合、医師から吸入器を与えられて、そのまま喫煙を続けることになります。根本原因に対処するアプローチでは、医師は症状を緩和する治療だけでなく、まず禁煙のサポートを提案するでしょう。

吸入器を使いながら喫煙を続けるという最初のアプローチは、根本的な原因となっている地盤沈下の問題を処理せずに、壁紙を貼って壁のひび割れを覆い隠すようなものです。

超加工食品や高糖質、低繊維食を食べ続けることも同じです。喫煙と同様、これらの食べ物は健康にとって有害です。解決策は、喫煙の場合と同じく、**表面的な症状（体重増加、糖尿病）だけではなく、問題の根本原因（有害な食品）に目を向けること**。そうすれば、最善策はこれらの食品をやめることであるとわかるでしょう。「万病に効く薬」を探したり、壁のひびを壁紙で覆い隠したりするのでは不十分なのです。

2型糖尿病を克服した秘訣

健康問題の根本的な原因に真正面から取り組むことは、まさに本章の冒頭でその思慮深い考察の言葉を紹介した、私の患者のリチャードがしたことです。彼はプログラムを開始する2年前に2型糖尿病と診断されていました。リチャードは、糖尿病は一生続く病気だと考え、諦めてそれを受け入れようとしていました。しかしプログラムを開始し、本書で紹介する選択肢（チョイス）を提示され、自分の力で未来を変えると決意しました。そして「私は健康や体重の問題を、自分自身でコントロールできるようになりました」という感想を抱くようになったのです。

リチャードはプログラムに参加したことで23キロの減量に成功し、それから4年が経った今も糖尿病とは無縁で、薬も飲んでいません。彼は無料で国民皆保険のサービスを受けるには責任が伴うと感じていました。そしてプログラムで得た知識に基づき、「病気になって国民保健サービス（NHS）に頼ろうとするのではなく、まず自分自身で健康を管理する」という選択をしました。

リチャードは、自らの選択によって健康を維持し、医療機関の世話にならずに済んだことで、貴重な時間やお金を節約できたことを誇りに思っています。それはパンデミック下に国民に求められていた、「NHSに負担をかけないこと」の実践にもつながりました。リチャードのような人が増えれば、NHSはさらに負担を減らすことができ、創設者のビジョンに忠実な保健サービスとして機能し続けられるようになるでしょう。

あなたも、本書で紹介してきた科学的知識と歴史を理解することで、リチャードと同じように、「生まれて初めて、なぜ病気になったのか、なぜこんな食生活をしていたのか、そしてそれに対してどんな行動を取ればいいのかを理解できるようになったのです」と思えるようになるはずです。

科学と歴史の往復

この章の目的は、新しい選択肢を提供することではありません。目的は、それほど遠くない過去に、これまでに提示してきた本プログラムが推奨する選択肢と同じような方法で、人々が食べ、身体を動かしていた時代があったという事実を理解してもらうことです。当時の人たちは、このような生活をすることで、太らずに健康的な生活を送っていました。こうしたライフスタイルは、私たち現代人の毎日にも取り入れられます。

ただし、何らかの疾患を抱えている人は、医師に相談せずに薬の服用をやめたり、治療計画を変更したりしないでください。その代わりに、私の患者たちがそうしたように、自分に合ったプログラムの「チョイス」を実践しながら、医師の協力の下で、薬の服用をやめたり、健康の問題を改善したりするという目標を目指していきましょう。

次章では、マインドセットと行動の変化に取り組みます。その前に、これまでに紹介してきた効果的なプログラムツールをおさらいしておきましょう。

1. 美味しくて栄養価の高い食べ物を選び、同時にインスリンレベルを下げ、身体を効率的な脂肪燃焼マシンに変身させる
2. 身体の優れた空腹・満腹の信号システムに耳を傾け、お腹が空いたら食べて、満腹になったらやめる
3. 食事時間枠の開始時間と終了時間を決める（一般的には、8時間を食事時間、16時間を断食時間とする）
4. 腸内細菌に栄養を与えて、痩せやすい身体を保つ
5. じっと座ったままで時間を過ごさず、毎日身体を動かす
6. 究極の回復、リセットの方法として睡眠を優先し、体重増加を促す睡眠不足ホルモンが分泌されないようにする
7. 現代の有害な食環境から身を守ることで、弾の装填された銃である肥満遺伝子の引き金を引かないことを選択していると理解する
8. 身体の生理的反応をハッキングし、コントロールを難しくする砂糖や、怪しげな成分がたっぷり入った超加工食品を避ける

科学は、時に少し抽象的に見えることがあります。だからこそ、歴史という視点を加えることで、科学的知識に実感を持てるようになります。この章ではこのような背景に基づき、体重が増える根本的な原因とそれに伴う健康問題に対処するための強力な方法として、プログラムで紹介するツールをどう活用できるかについて説明しました。これらの症状は「よくあること」で済ませるべきものではないとわかった今、プログラムツールを実践することで、あなたは操縦席に座ることができます。健康や人生の問題を、自分の力でコントロールできるのです。

第10章

言葉

ポジティブな「セルフトーク」が成功を導く

プログラム参加者の声

「私は今、あの最初のセッションと、私たちがその日に始めた知識と回復への長い道のりについて考えています。私たちは絶望から悟りへ、不可能から可能へと長く豊かな道のりを歩んできました。すべてに感謝します」

メリエム、22キロ減量

自分に話しかけるときに使う言葉は、あなたが耳にする中で最も強力な言葉です。なぜならそれは信念を形成し、信念が結果につながるからです。「そんなことはない、上司やパートナーや友人に言われる言葉のほうが、はるかに影響力があるはずだ」と思うかもしれません。しかし、私たちにとって何よりも大きな助けや妨げになる言葉は、自分自身に語りかける言葉なのです。それは、体重と健康の問題にも当てはまります。この章では、そのことについて詳しく見ていきます。

否定的な言葉を使っていると、「どうせ自分には……」といった後ろ向きの考えを持つようになります。それは足かせとなり、目標達成を妨げます。幸い、あなたにはそれを変える力があります。なぜなら、それはあなた自身の言葉だからです。この章を読み、成功の言葉を話すようになれば、それはあなたの信念を変えるでしょう。この新たな信念は、求めている減量と素晴らしい健康に向けて、あなたの背中を力強く押してくれるようになるのです。

「可能性」の力

私の勤務先であるインペリアル・カレッジ・ロンドンには、「ロジャー・バニスター卿レクチャーシアター」と呼ばれる大教室があります。私はここで教えるのが大好きです。教壇から、小さなガラスのキャビネットに飾られたストップウォッチが目に留まるからです。ロジャー・バニスターとストップウォッチの物語は、20世紀のスポーツ史の中でもとりわけ象徴的な出来事として知られています。この物語が伝えるメッセージは、私たちが何かの望みを達成するうえで知っておくべき「可能」という言葉の意味について教えてくれます。**減量から糖尿病の改善、仕事上での昇進から長年の夢の実現まで、何であれそれが「可能」だと信じれば、成功の確率は飛躍的に高まる**のです。

1954年、当時医学生だったロジャー・バニスターには目標がありました。それは、1マイルを4分以内で走る最初の人間になること。これはまだ誰も破ったことのない壁で、「ドリームマイル」と呼ばれ、ランニング界の伝説的な目標になっていました。バニスターは後にこう回想しています。「誰もがそれは不可能だと考えていました。どんなランナーにも手の届かないことだ、と。でも、私は医学生として、そんなはずはないと思っていました」

1954年5月6日、オックスフォード大学の競技場で、バニスターは1マイルを3分59秒04で走りました。「ストップウォッチが結果を示していました。ついにやってのけたのです！」。バニスターが1マイル4分の壁を破ったことは、スポーツ史に燦然と輝く偉業と見なされています。

バニスターはどうやってこの「ドリームマイル」を達成したのでしょう？　バニスターがこれまでこの壁に挑み、失敗してきた他のランナーたちと異なっていたのはこの点でした。「人間が１マイルを４分以内で走ることは可能か？　私にとってその答えは明白でした。私は、絶対にできる、と確信していたのです」。バニスターは、１マイル４分切りは、「不可能」ではなく、「可能」だと自分に言い聞かせていました。

とはいえこの物語の最も重要な部分は、バニスターが新記録を達成した後に起こりました。そのわずか46日後、ジョン・ランディが１マイル４分の壁を再び破ったのです。しかも、バニスターよりも１・４秒も速く走りました。これは、バニスターが予測していた通りでした。「誰かがこの壁を破るのは時間の問題でしょう。私たちがオックスフォードで、１マイル４分切りが可能であることを証明したからです」

１９５４年５月６日まで、誰も１マイルを４分以内で走ることはできませんでした。しかしバニスター以降、２０００人以上のランナーがこの壁を破っています。肉体的には何も変わっていませんでした。変わったのは、ランナーたちの言葉でした。彼らは今、１マイル４分切りは可能だと自分自身に言い聞かせるようになっていたのです。バニスターは最初からこのことを知っていました。「私はこれが物理的な壁ではなく、心理的な壁であることをわかっていました」

ロジャー・バニスターは、ランナーが**言葉によって自ら作り上げていた壁を取り除きました**。彼は「不可能」を可能にしたのです。

脳の門番

バニスターの話をしたのは、彼が私の大学の有名な卒業生であるからだけではありません。この素晴らしいエピソードは、プログラムの成功にとって言葉がいかに重要であるかをよく示しているからです。

私は患者の話に耳を傾けることで、言葉の重要性を学びました。彼らの話を聞くと、繰り返し同じ言葉が出てきます。「私には、痩せるのは無理です」。もしあなたが同じ言葉を使っているのなら、1マイル4分の壁は破れないと信じ込んでいたランナーと同じ考えをしていることになります。そして実際に、その考え通りの結果に終わってしまうことになるのです。

これがどんな仕組みで作用しているのか、神経科学の視点から探ってみましょう。

私たちを取り巻く外界は非常に複雑です。そのため脳は、あなたの注意を引こうとせめぎ合っている外部の情報をすべて受け入れられません。もし受け入れてしまえば、それらを処理しきれずに混乱してしまうからです。そこで脳には、門番がいます。**視床と呼ばれる脳の部位に集まっている細胞のネットワークが、外界の情報（あなたが見たり聞いたりするもの）を受け入れるかどうかを制御している**のです。

もし情報が重要なものであれば（あなたの見解や信念、価値観、目標に関連するものであれば）、門番はゲートを開き、その情報が意識に届くようにします。では門番は、あなたにとって重要な情報をどのように選別しているのでしょうか？　この脳細胞のネットワークは、脳の意識と無意識、そしてあなたが自分自身に話しかける言葉に同調しているのです。

「私には痩せるのは無理だ」といった言葉を自分に語りかけていると、門番はそれを証明する情報へのゲートを開き、この「無理」という考えを強化します。「痩せるのは無理」と思っていると、たとえば1週間体重が減らないと、その事実に意識が向きやすくなります。なぜなら、それは自分の考えの正しさを裏付けるものだからです。これは、あなたの判断にも影響します。たとえば、減量を妨げるような食べ方に戻ってしまい、その結果として自分に壁を作るような言葉をさらに強めてしまいます。言葉は、私たちの行動と結果にこれほどまでに大きく影響しているのです。

けれども、ロジャー・バニスターに続いたランナーたちがそうであったように、言葉を変え、「目標は達成できる」と自分に語りかけるようになると、門番はそれを裏付ける情報を選択するようになります。「私は痩せられる」という考えを持つことで、判断と行動に良い影響が生じます――あなたはこの本を読んだり、プログラムの推奨に従ったりするようになるのです。

「言葉が変われば行動が変わり、行動が変われば習慣が変わる」

「目標は達成できる」という考えに基づいて行動し続けていると、次第に魔法のようなことが起こります。これらの行動を、自動的にできるようになるのです。それは何も考えずに楽に行える習慣に変わります。

習慣とは、学習によって定着した「何らかのきっかけに反応して取る行動」のことです。たとえば、目覚まし時計が鳴ったらシャワーを浴びる、キッチンに行ったらポットでお湯を沸かすなど、誰にでも習慣にしている日課的な行動がたくさんあります。本プログラムを実践することで、あなたは「エスカレーターは使わずに階段を歩く」「スーパーで青果売り場を通るときは、新鮮で健康的な野菜をたっぷり買い物かごに入れる」

といった新しい習慣を作ることになるかもしれません。

こうした**習慣は、脳の大脳基底核と呼ばれる部位の結合を変えることで、時間の経過とともに定着していきます**。習慣には自動的な特性があり、きっかけが生じると（エスカレーターがある場所に来る、スーパーの青果売り場を歩く）、その結果としての行動（階段を上る、健康的な野菜を買う）は、意識的な努力をしなくても、本能的かつ自然に起こります。意志力は必要ありません。

このように、習慣を大脳基底核の働きなどの視点から科学的に理解しようとするようになったのは最近のことです。しかしマハトマ・ガンジーは、すでにそのことを直感的に理解していたはずです。だからこそ、彼は「言葉は行動になり、行動は習慣になり、習慣は価値観になり、価値観は運命になる」という言葉を残しているのです。

ネガティブなセルフトークの科学

言葉は、意識的に情報を伝達するための単なる手段ではありません。ここでは「怠け者／欲張り／偉そう」といったネガティブで自己批判的な言葉が、扁桃体と呼ばれる脳の部位で恐怖反応を引き起こす仕組みを説明します。

扁桃体は、脳が危険を感じると反応します。あなたが自分自身に語りかける否定的な言葉も、危険なものと見なされます。そして、すぐに身体の化学反応を変化させます。

その結果、ストレスホルモンであるコルチゾールが体内に充満し、体重増加が促されます。アドレナリンが分泌され、「闘争・逃走反応」が起こり、脅威に対して神経過敏になり、警戒心が高まります。緊張や不安、不快さを感じます。門番はこの状態に入ると、危険や問題の存在を確認する情報を優先的に受け入れるようになり、それによってネガティブな思考の連鎖がさらに加速されます。

こうした状態にあるとき、泳ぎに行ったり、プログラムの健康的な夕食を作ろうとしたりすることは非常に難しく感じられるようになり、ときには不可能だと思えます。**「人は批判で枯れ、賞賛で伸びる」というのは、科学的にも裏付けられた知恵の言葉な**のです。

否定的な言葉は、脳の危険反応を引き起こす脅威になります。けれども、解決策はあります。**新しい、ポジティブな言葉を選ぶ**ことです。そして、それは完全にあなたのコントロール下にあります。この章を読み進めることで、あなたを減量の成功へと導く、自分にふさわしい言葉が詰まった、新しいフレーズ集ができあがります。

あなたが笑えば、世界も微笑む

私の患者たちがそうであるように、あなたも前向きで元気の出る言葉を使うと、それが他人との会話に良い影響をもたらすことに気づくはずです。明るい話し方をすると、気分が高揚します。話をしている相手も幸せな気持ちになり、あなたと目を合わせてくれるようになります。「あなたが笑えば、世界も微笑む」ということわざがあります。人間は社会的な生き物です。こうしたポジティブなコミュニケーションは、脳内ホルモンのオキシトシンによってつながりや絆の感覚を生み出します。また**オキシトシンは、扁桃体での恐怖の発生を抑え、コルチゾールを低下させ、アドレナリンによる「闘争・逃走反応」を弱めます。**

無理をして元気に振る舞う必要はない

ポジティブな言葉を使うことには、例外がひとつあります。それは、「無理をして元気に振る舞う必要はない」ということです。前向きな言葉を使うということは、本当は気分が落ち込んでいたり、不安や不調を感じているにもかかわらず、何も問題ないと見せかけたり、すべてが最高だというふりをしたりすることではありません。本当に不安や落ち込みを感じているのなら、信頼できる人や医師に相談するのが正しい解決策です。

成功の言葉は、物事が順調に進んでいるときにこそ使いましょう。このようなときこそ、新しい言葉遣いがもたらす利点がさらに輝きを増すのです。

幸福感のスーパースプレッダーになる

他人への話し方がもたらす強力な波及効果は、科学の専門用語では「社会的浸透理論」と呼ばれています。幸福感は、感染症と同じく、人間関係を通じて友人や家族、同僚などに広がるのです。誰かとポジティブなやりとりをする度に、あなたの幸福度は高まります。あなたが人の気分を高揚させる言葉を使う「幸福感のスーパースプレッダー」になれば、相手も好意的に反応し、あなたと一緒にいたいと思うようになります。そうすれば、あなたの気分もさらに良くなり、自信も高まります。

ロジャー・バニスターは、ドリームマイルへの挑戦について「嵐の中の木の葉のように吹き飛ばされるのを許すか、行動を起こすか」と語っています。この言葉を胸に、行動を起こし、これから紹介する「チョイス」を使って、成功のための新しい言葉を話し始めましょう。

チョイス1 否定的な言葉を使わない

ポジティブな言葉を話すようになると、その言葉の力にさらに敏感になっていきます。使うべきでないのは、「自分には無理だ」という言葉だけではありません。普段、自分が使っている言葉に目を向けると、可能性を狭めるような表現があることに気づくかもしれません。冗談のつもりで、自分のことを「年寄り」「不器用」「のろい」「無駄な肉がついている」などと表現していることも当てはまります。もうおわかりのように、こうした**冗談は、無意識のうちに「それが私だ」というメッセージを自分に伝えているの**です。脳は、その自己イメージを裏付ける情報に注意を向け、優先的に受け入れようとします。その結果、それは減量という目標を達成するうえでの妨げになるのです。

また、微妙に否定的なセルフトークにも注意すべきです。**「ただの……」**という言葉ものその一例です。たとえば、誰かに職業を聞かれたとき、「ただの……です」と答えることはないでしょうか。本プログラムで新しい言葉遣いを学ぶ前は、参加者の多くも次のように答えていました。「ただの専業主婦です」「ただのパートです」。この、「ただの……」という些細な表現は、実は大きなマイナスの影響を私たちに及ぼします。このような言い方はせず、自分の仕事に誇りを持っていることを暗示する言葉を選びましょう。「私は……です」と言えばいいのです。

「だといいな」という表現も気をつけなければならないフレーズです。これは、求めている結果が自分のコントロールの範囲内にないことを暗示する疑いの言葉です。もしロジャー・バニスターが「1マイルを4分で走れたらいいな」と言っていたら、成功の可能性は低くなっていたでしょう。「痩せたらいいな」ではなく、「私は痩せる」とか「必ず減量する」といった、確信に満ちた言葉を使いましょう。

他にも、あなたが痩せて健康を取り戻すのを妨げているかもしれない言葉に、**「ええ、でも……」**があります。自分の言葉に注意してみると、行動を起こさない理由として「ええ、でも……」という表現を使っていることに気づくかもしれません。たとえば、食事時間枠を守れない理由を、次のように説明しているかもしれません。

「ええ、でも家族が遅い時間帯に食事をするのが好きなので」「ええ、でも私の1日のスケジュールは読めなくて、食事の時間を決められないので」

「ええ、でも……」は、体重など問題に対する解決策を実現させる可能性を遠ざけます。こうした表現を容易に使わないことで、痩せて快適な気分で生活するためにプログラムのツールを使うことにもっと積極的になれます。

チョイス2

3つのC（「選択している」という感覚）を大切にする

本プログラムでは、「選択肢（Choice）」「選択する（Choose）」「選択している（Choosing）」という「3つのC」、すなわち「選択しているという感覚」を持つことを大切にしています。

プログラムで初めて何を食べるかについて議論するときも、この「3つのC」という概念とともに考えることが重要になります。まだ、新しい言葉遣いを学んでいない参加者たちは、「〇〇を食べてもいいですか？」と尋ねてきます。その答えは、あなたが食べたいのであれば、食べればいい、です。このプログラムでは、何をすべきかを細かく指示したりはしません。参加者は、何でも食べられます。あなたと同じように、参加者も大人であり、自分の人生を好きなように生きる権利があります。したがって、プログラムで「これは許されていて、これは許されていない」というような表現の仕方はしません。許可は必要ありません。そうではなく、自分で選択するのです。

目の前に選択肢（Choice）があり、それを選択する（Choose）ということは、「私はこれが好きで、これがしたい。この行動に満足している」と自分に言い聞かせることです。「私はビスケットを食べることを許されていません」と「私はビスケットを食べないことを選択しています（Choosing）」は対照的な表現です。前者の態度は受け身であり、自分の行動を他人に委ねています。後者では、**行動を完全に自分でコントロール**しています。

本プログラムで紹介するツールを、「選択」という視点で捉えることで、これらを楽しみながら実践しやすくなります。自らの意思でこれらのツールを使うと決めたこと、自分の行動に責任を持っていることが明確になります。

チョイス3

成功のための新しい言葉を実践する

外国語を学んだ経験のある人なら、「習うより慣れろ」で、話せば話すほど流暢になることを知っているはずです。言葉遣いを変えることも同じです。プログラムに従った正しい言葉遣いを練習すればするほど、望む結果と一致する話し方ができるようになります。

ですから、「夜に軽食をつまむことはできません」と言う代わりに、「食事時間枠を決めて、食事をコントロールしている感じが好きです」と言いましょう。「運動するのはなんて面倒なんだろう」ではなく、「散歩が好きだ。歩いた後は爽快な気分になる」と言葉を変えてみましょう。

エリートアスリートは、どんなに能力や才能があっても、**成功の鍵は自分自身とどんな対話をするか**にあることを知っています。だから、自分を卑下するような言葉ではなく、成功することが当たり前に思えるような言葉を使うのです。

そのことは、トップアスリートの言葉にも見られます。史上最高のスポーツスターの1人であるバスケットボール選手、マイケル・〝エア〟・ジョーダンは、失敗について考えなかったことで知られています。彼は「なぜ、まだ打ってもいないショットを失敗することについて考えなければならないんだ?」と言っています。

ジョーダンのように成功の可能性を最大限に高めたいのなら、望まない結果については語らないことを選択しましょう。その代わりに、望んでいる結果について語るのです。

本章の冒頭で紹介したプログラムの参加者、メリエムも、まさにそれをしました。最初、彼女は新しいポジティブな言葉遣いができるかどうか自信がありませんでした。しかし、他の参加者に励まされて言葉を変えたところ、それが大きな力になることを実感しました。その結果、メリエムは22キロの減量に成功し、糖尿病の症状も治まりました。彼女はそれを「私たちは絶望から悟りへ、不可能から可能へと長く豊かな道のりを歩んできました」と表現しています。

メリエムが最初そうだったように、あなたも「自分はロジャー・バニスターやマイケル・ジョーダンのような人たちとは違うから、このようなテクニックは使えないのではないだろうか」と心配するかもしれません。しかし、**私たちは皆同じ人間であり、成功の言葉を使うことを選べる**のです。バニスターはこう述べています。「どんなに平凡に見えても、人は何らかの意味で特別な存在である。誰もが、それまでは不可能と思われていたようなことを成し遂げる力を秘めているのだ」

第11章

目標

望みを明確にするだけで、ゴールに大きく近づける

プログラム参加者の声

「サイラ先生、おはようございます。良い知らせがあります。注文した商品が、今日届きました。とても感激しています。そう、私は減量の目標を達成したのです！」

エレイン、23キロ減量

人生で何を達成したいのであれ、しっかりと定められた目標は、あなたを求める結果へと導くコンパスになります。この章では、自分が何を望んでいて、どのようにしてそこに到達するのかを明確に定義できる、強力かつ効果的なシステムを使って、目標を効果的に設定する方法について説明します。この方法を用いることで、あなたもプログラムの参加者たちと同じように、最大限に効果的な方法で、減量の目標達成を目指せるようになります。

何が望み？　目標を「カートに追加」しよう

目標設定の第一歩は、自分が何を望んでいるのかを、できる限り正確に知ることです。**「痩せたい」だけでも充分だと思うかもしれませんが、これでは具体性に欠きます。**目標が何かを明確にすることが、成功への近道なのです。

プログラムでは、参加者が自分の望みを「正確に」定義できるように、あらゆる種類の目標が売られている架空の大型オンラインストア（「MyProgrammeGoals.com」※実在しない）を使って目標を具体化していきます。このサイトに掲載されている目標はどれでも選べますが、数が多いため、自分が何を求めているのかを明確にしなければなりません。そうしないと、他のものに目を奪われて、最初に検索しようとしていたものとは違うものに目が向いてしまったり、間違ったものを買ってしまったりするかもしれません。このオンラインストアでは、以下の質問に答えることで、自分の身体的な特徴や、目的に合った現実的な減量目標を選べるようになります。

1．体格的な特徴は？

身長、靴のサイズ、手首のサイズの3つから、あなたの骨格の大きさがわかります。一方の手の親指と人差し指で、もう一方の手の手首を握ってみましょう。親指と人差し指が重なれば小柄、触れていれば中肉中背、触れていなければ大柄な体格と言えます。これに靴のサイズと身長を合わせて考慮すると、自分の骨格のタイプを把握しやすくなります。これは、目標体重を決めるときの物差しにできます。

2．大人になってから、一番軽かった体重は？

この質問には、続きがあります。

「その体重を維持するのは大変でしたか、それとも簡単でしたか？」

私たちの身体には、脳の「体重調節機関」である視床下部によってコントロールされる、体重の設定値があります。 集中的な食事制限をして、この体重の設定値よりも体重が軽くなるとします。すると、視床下部は快適さを感じる自然な設定値にまで、体重を引き戻そうとします。つまり、体重の目標値が軽すぎると、こうした身体の生理的な反応と戦うことになるため、維持するのが難しいのです。

3．どのくらいの体重が自分に一番合っているか？

これは、私が**「幸せな体重」**と呼んでいるものです。人生が快適で、心の安らぎを感じるような体重です。服も着やすく、元気がみなぎっています。体重が原因で糖尿病などの病気を発症したことがある場合、そのときに超えた体重の閾値（限界値）を考慮するのも役立ちます。

4．自分にとって重要なことは何か？

なぜその減量目標が自分にとって重要なのかを明確にすれば、目標を達成できる可能性が高まります。なぜなら、**人は価値を感じる目標に強くコミットする**からです。あなたがプログラムに取り組もうとしている理由は、痩せたいからであるはずです。しかし、プログラムが持つ真の魔法が発揮されるのは、その減量目標があなたの人生にとって何を意味するのか、その体重になることがなぜあなたにとって意味があるのかを明確にしたときです。たとえば、目標体重を達成することが、薬の服用をやめるなどの健康状態の改善につながるかもしれません。あるいは、今とは違う種類の服を着られるようになることかもしれません（新しい服を着られることは、プログラムがもたらす嬉しい副産物のひとつです）。

これで、架空のオンラインストアから自分に合った目標を選択できました。目標を選んで、［カートに追加］をクリックしましょう。しかし、ご注文はしばらくお待ちください。注文が無事に届く確率を高めるために、配送に関する指示を追加しましょう。

追加の配送指示

――目標を実現させる

どんな目標を、なぜ求めているかを明確にしたら、次のステップはそれを実現する方法を明らかにすることです。目標を達成するためには、どのプログラムツールを使用すればいいでしょうか？　減量目標の鍵が、超加工食品を避けることだと判断したとしましょう。その場合、あなたのツールは、プログラムが推奨する食品を使ったお弁当を職場に持参することかもしれません。何を食べるかを自分でコントロールすることで、食品メーカーの策略から身を守ることができます。

プログラムツールを**「いつ」「どこで」「どのように」日常生活に取り入れるかを明確にしておく**と、迷わずに実践しやすくなります。たとえば、「7時（いつ）に目覚ましが鳴ったら、キッチン（どこで）に行き、冷蔵庫や戸棚にある食材を使ってお弁当を作る（どのように）」と決めておきます。

この戦略的で計画的なアプローチは、行動経済学の専門用語で**「ナッジ（後押し）」**と呼ばれる、行動を促すちょっとした工夫と組み合わせるとさらに効果的です。たとえば、毎晩お弁当箱をキッチンカウンターに置いておくと、朝、弁当が作りやすくなります。私たちは、それをするのが簡単であればあるほど、行動を取りやすくなります。

これで、何が欲しいのか、なぜ欲しいのか、どのようにして注文した商品を確実に届けるのかが明確になりました。では、いよいよワクワクする瞬間です。「注文」ボタンを押しましょう。

成功をイメージする

注文が完了し、目標に向かって進み始めた後に、役立つテクニックがあります。それは、**「視覚化（ヴィジュアライゼーション）」**です。心の中で、目標を達成した光景を鮮明に頭に浮かべることです。これによって、目標を達成する確率を高められます。たとえば、体重計に乗ったときに目標体重の数字をイメージしたり、痩せて新しい服を買っている自分をイメージしたりすることが視覚化です。

ある行動を視覚化するだけで、実際にその行動をするときに活性化されるのと同じ脳の部位が活性化されます。これを繰り返していると、ただイメージしているだけなのに、**脳細胞のグループがその行動をとるために協力することを学習し、脳内に新しい経路が作成されます**。これは専門用語で「運動イメージ効果」として知られていて、一種の脳トレと考えられます。減量に取り組むうえでも、視覚化は非常に強力です。視覚化と別の行動変容法を比較した無作為の試験によれば、1年後、視覚化群の体重減少量は平均6・44キロで、1キロ未満であった行動変容群（0・67キロ）の約10倍でした。

これが、本プログラムが推奨する目標設定の方法です。これには、目標にさらに近づくために成功をイメージすることも含まれています。これから紹介する「チョイス」は、これらのテクニックを、目標達成のための実践的なガイドとしてまとめたものです。「あなたの注文が完了しました！」。

チョイス1

具体的な目標を定める

まず最初は、目標とする体重と、その数字を目標にする理由を明確にすることです。次の空欄を埋めてください。

私は、（　　　　）キロ減量したい。

それが重要な理由は、（　　　　　　　　　　　　）だからたとえば、「私は13キロ減量したい。それが重要な理由は、子どもたちと一緒に楽しく走り回りたいから」というふうになります。目標が遠すぎると感じた場合、いくつかの小さな目標に分けてもいいでしょう。

「公園で元気よく身体を動かせるように、まず6・5キロ減量したい。それを達成したら、娘たちと一緒にサッカーを楽しむために、さらに6・5キロ体重を落としたい」

実行する行動（使用するプログラムツール）と望む結果を明確に結びつけることもできます。

私は（　　　　　　　）をして（　　　　　　　）を達成する

たとえば、「19時には食事時間枠を閉めて、夜食を食べないようにする」という具合です。

次に、行動をいつ、どこで、どのように実行するかについて、明確な計画を立てることもできます。

（いつ：　　　　　　　　）（どこで：　　　　　　　　）（どのように：　　　　　　　　）
19時に　　　　　　　　キッチンで　　　　　　　　夕食を食べ終えたら、食事時間枠を閉める

チョイス2

進捗状況を把握する

目標を明確にしたら、次は進捗状況を把握するための方法を決めましょう。体重を量るという方法を選ぶ人は多いはずです。しかし、必ずしもそれが誰にとっても最適な方法とは限りません。服のフィット感で痩せ具合を確認するのが好きな人もいます。また、体重に関連する健康上の問題を抱えている人は、病状の改善度合いを進捗の基準にしてもいいでしょう。たとえばプログラムに参加した糖尿病患者は、自宅で測定した血糖値が正常値になり始めたのを見て、進捗が順調であることを確認しています。

あるいは、自分の感覚で進捗状況をモニターすることもできます。これはおそらく最も重要なフィードバックです。気分が良くて、元気があると感じるのなら、順調である可能性が高いと言えます。本プログラムの調査研究では、参加者のウェルビーイングをプログラムの開始時と開始6カ月後に比較しました。健康全般や、エネルギー、感情的

な幸福度を含む、ウェルビーイングの様々な要素を測定したところ、すべての要素でプログラム期間中に大幅な改善が見られました。このウェルビーイングについての科学的な評価は、私たちがすでに観察していたことを裏付けるものでした。プログラムの参加者たちは、**減量に成功し、目標を達成することで、幸福感や自己肯定感が急上昇しました**。以下に、この調査研究で使用した質問をアレンジしたものを示します。あなた自身のウェルビーイングを判断するバロメーターとして使ってみてください。

・どのくらい体力があると感じているか？　階段を上るのが楽になったと感じるか？
・1日を乗り切るのに充分なエネルギーがあると感じるか？
・物事を成し遂げたり、集団行動に参加したりするのが楽に感じるか？
・人付き合いが楽しくなったか？
・全般的に精神的な満足感を覚えているか？

体重計に振り回されない

体重は自然に変動します。たとえば、塩分の多い食事をした後や、女性の場合は生理

（月経周期）が一時的に体重に影響することがあります。こうした小さな体重の増減は、全体的な体重の傾向では特に重要ではありません。些末な変動に惑わされたくない人は、体重を量るのは週に一度だけにしましょう。目標に向けた進捗の状況を、より正確に把握できるようになります。

チョイス3

ハッピーエンドの「サクセスムービー」を想像する

私たちは、プログラムの参加者に、頭の中で「サクセスムービー」を作ってもらうようにしています。映画の内容は、目標と、それを達成したときの感情です。ポイントは、ハッピーエンドでなければならないこと。設定した目標を達成した自分の姿を鮮明にイメージしましょう。健康になり、晴れやかな気分で家族の結婚式に出席している自分。血液検査の結果が正常になったと医師から告げられる自分。

この映画は、1日の中のちょっとした空き時間に何度も見られます。通勤途中や、ポットのお湯が沸くのを待っているとき。陸上の短距離選手のマイケル・ジョンソンも、まさに同じことをしているといいます。「リラックスしているとき、私は頭の中でいつもレースのことを思い浮かべていました。頭の中でスタートの号砲が鳴ると、私はすぐに集中して、完璧なレースをしている自分をイメージできました」。ジョンソンはオリンピックと世界選手権で13個の金メダルを獲得し、「世界最速の男」と呼ばれました。あなたもジョンソンのように、頭の中で完璧な「プログラムのレース」を走れます。ただし、あなたの金メダルは減量目標を達成することです。

これで、成功の可能性を最大限に高める目標を設定する準備ができました。

・自分が何を求めているのかを明確にする
・目標達成にふさわしいプログラムツールを選ぶ
・目標達成している自分をイメージする

これは、プログラムの参加者が大きな減量目標を達成するために使ったテクニックです。「注文した商品が、今日届きました。とても感激しています。そう、私は減量の目標を達成したのです!」という言葉をこの章の冒頭で紹介した、23キロの減量に成功したエレインもその1人です。彼女は長年、減量を決意しては失敗することを繰り返してきました。しかし、プログラムが推奨する方法で目標を設定したことで、「注文した商品」が届きました。そう、彼女はついに目標を達成したのです。

第12章

脳の働き

私たちを太らせる「古代脳」の力をコントロールせよ

プログラム参加者の声

「脳に関するセッションは素晴らしく、私にとって実に意味のある内容でした。自分自身を理解するプロセスを経たことで、今は解放された気分です。これからは、古い考えを捨て、新しい考えと行動を習慣にしていきたいです」

ヴィニート、10キロ減量

過去に、「一時的に減量に成功したのに、しばらくすると元に戻ってしまった」「健康的な食事や運動の習慣をなかなか続けられない」といった経験のある人は、自分を責める必要はありません。それはあなたの「意志の弱さ」や、何らかの性格的な欠陥のせいではないのです。それは、このような行動が自分にとってのメリットになると学習した脳の部位による反応だと考えられます。つまり**脳のある部位は、あなたがダイエットに取り組む以前の状態に戻ることにメリットがあると考えている**のです。大脳辺縁系と呼ばれているこの部位は、あなたを陥れようとしているのではありません。むしろ、その逆です。なぜなら、大脳辺縁系から見ると、そのメリットはあなたの安全を守ることにつながるからです。

この章では、なぜ大脳辺縁系が、ある体重でいることを安全だと見なすよう学習するのかについて探っていきます。また、脳の別の部位を使ってこの大脳辺縁系の安全を求める行動を上書きし、あなたの減量目標に一致する行動を生み出す方法についても見ていきます。

条件反射的な古代脳に支配されない思考脳

人類は何百万年もの進化の過程で、前頭前野（額の後ろにある脳の部位）と呼ばれる、脳の中でも特に高度な部位を発達させてきました。前頭前野は、記憶や論理的思考、自己制御、感情処理など、私たちの思考能力の多くを司っています。ここでは前頭前野を、「思考脳」と呼ぶことにします。

2億5000万年前に作られた「古代脳」（大脳辺縁系）と比べると、思考脳はわずか2～300万年前に発達を遂げた新参者です。現代人は最先端の思考脳を持っていますが、この脳が発達する前に、進化の過程で何百万年も使っていた古代脳を捨てたわけではありません。

私たちが古代脳を持ち続けてきた大きな理由は、それが今日でも役に立っているからです。**古代脳は、経験からの学習と、生まれつきの機能によって、私たちが幼い頃から安全を守るための行動パターンを開発してくれているのです。**そのため古代脳（特に、第10章で説明した扁桃体）は脅威を感知すると、意識的に考えることなく即座にそれに反応できます。この危険に対する自動的な反応があることで、人間は生き延びやすくなります。恐ろしいトラに出くわしたとき、物事をじっくり考えたり、あらゆる選択肢を検討したりする時間はありません。瞬時に行動を――その場から走って逃げ去ることを――起こさなければなりません。

あなたの脳は長年にわたって、痩せることが自分にとって有利なのか、それとも何らかの理由で「安全ではない」と見なされる可能性があるのかを学んできました。もし体重を減らすことを古代脳が脅威と感じたなら、それが減量目標に沿っていなくても、安全に役立つ行動を優先させることがあるのです。

古代脳が痩せることを脅威と感じる理由

私の臨床経験上、体重減少を古代脳が脅威と感じる理由はいくつかあります。以下に挙げる理由は、体重の問題を抱える人々を長年ケアしてきた経験と、患者たちとの無数の会話を反映したものです。これらはプログラムのグループセッションでも議論されます。これらの例が自分に当てはまるかどうか、考えてみましょう。

1．パートナーとの関係

「体重が減ると、パートナーとの関係がおかしくなります。私の食生活やライフスタイルの変化が、ふたりのあいだに緊張を引き起こしています。相手との関係を保つには、以前の方法に戻したほうが無難です」

減量はカップルにとって非常に良いことです。しかしカップルによっては、**どちらかが減量したことでふたりの関係性が変わり、緊張を引き起こすこともあります**。痩せたことで自信がつき、服装が変わり、人付き合いが変わったり、転職したりすることもあります。こうした変化が、それまでのカップルの関係に影響することがあるのです。

2．友人との関係

「私が痩せると友人たちを不快にさせ、『今のあなたと一緒にいても面白くない』とか『知らない人と話しているような気がする』などと言われるようになります。以前と同じ体重を保っていると、私はいつもの役割に戻ることができ、友人たちからも認めてもらえるので、安全でいられます」

減量したり、健康的な生活を始めたりすることで、友人関係が壊れてしまうことがあります。一緒にデザートを頼んだり、いつも夜更かしをしたりしていたあなたが健康的な行動を取り始めると、友人たちは自分のライフスタイルを振り返らざるを得なくなります。あなたが変わったために、友人たちは、健康や体重を自分できちんと管理しないことについて、不安になったり、罪悪感を抱いたりするのです。

3. 行動しないことの言い訳

「夢を追いかけたり、新しいチャンスをつかもうとしたりしないことの言い訳に、太っていることを使う人がいます。挑戦しなければ、拒絶されたり失敗したりすることもありません。だから、『もし痩せていたら昇進試験を受けていただろうし、あの人をデートに誘っただろうけれど、太っているからできない』と自分に言い聞かせるのです」

4. 周りから優しくしてもらえる

「太っていると、家族や友人に心配してもらえ、医療従事者から治療をしてもらえるので、安心できる」

5. 肥満という防護服

「古代脳は、一定の体重であることを、自分を守り、自分らしくいられる何かと勘違いしている」

太っていることが、自分を守る絶縁体を身にまとっているように感じられています。プログラムの参加者は、この感覚を暖かいダウンジャケットに包まれているようだと表現しました。特定の体重でいることで、他人と一定の距離を保てると考える人もいます。

今列挙した例がすべてではありません。いずれも、体重が減ることを古代脳が脅威と見なしたとき、どのような行動で減量を妨げるかを示しています。

私の患者の多くがそうしてきたように、こうした役に立たない「安全な」行動はやめて、望む体重で生活するための新しい行動を始めることは可能です。以下に、その方法を説明します。

チョイス1

「一時停止」ボタンを押して、思考脳を使う

外界から入ってくる情報は、古代脳に瞬時に届きます。それは私たちが生き延びるために必要なことです。人間は、命を脅かすような脅威に遭遇したときに、即座に反応することが必要です。トラに出会ったら走って逃げなければなりませんし、目の前に車が

突っ込んできたら素早く身をかわさなければなりません。しかし、こうした差し迫った危険がない場合は、**思考脳に情報を選別し、分析できる時間を与えるべき**です。それによって、思考脳は古代脳の反射的な行動をブロックして、体重を減らすのに役立つ行動を選べるようになります。

脳のこの2つの部位は、私たちの日常生活でどう作用しているのでしょうか。たとえば、あなたが友人たちからピザを食べに行こうと誘われたとします。断れば、仲間から「最近、付き合いが悪いぞ」と責められるかもしれません。その場合、古代脳はこの友人たちから否定されることを「脅威」と受け止めます。もしあなたが脳のこの部位しか使っていなければ、集団内での安全を保つために、ピザに誘われたら「もちろん、一緒に行こう」と瞬時に反応するでしょう。

しかし、ここで「一時停止」ボタンを押せば、外界からの情報（仲間からピザに誘われた）を思考脳によって分析できます。思考脳は、減量という目標があることなどの重要な情報を参照しながら、どう反応するかを考えられます。たとえば、「ピザは好きじゃないんだ。代わりに、新しくできた魚料理のレストランに行ってみない？」と提案できます。

また、このような状況は予測できる場合が多いので、**事前に思考脳を使ってどう反応**

するかを決めておくとさらに効果的です。そうすることで、落ち着いて論理的な反応を取れます。「友人の不評を買うのは脅威ではない。彼らは私が食事のスタイルを変えたことに戸惑っているだけなのだ。友人の態度を、自分のダイエットの妨げにすべきではない」。このように、思考脳は自分にとって重要なこと、すなわち減量に基づいた判断をすることに役立てられるのです。

チョイス2

古代脳が減量を妨げているのを自覚する

本プログラムのこの脳のセッションに最初に参加した人たちは、「私にとって、太っていることほど悪いものはありません。自己破壊的な行動をしたり、重い体重のままでいたりすることには何のメリットもないし、自分の脳が減量を妨げているなんて、私には当てはまりません」と言う人がいます。その通りかもしれませんし、同じように感じている読者もいるでしょう。しかし、結論を出す前に、まずはこの章で紹介した考えに興味を持ってみてはどうでしょうか。自分自身や自分の行動について、新しい気づきが得られるかもしれません。

このことを念頭に置いて、私は患者に以下について考えるようお願いしています。あなたも考えてみてください。

1. 「なんであんなことをしてしまったのだろう？」「なぜ私はこうなのだろう？」など、自己批判的な考えをよく抱きますか？　その場合、古代脳に突き動かされて行動しているケースが多いことのサインかもしれません。衝動的な行動を取りそうになったら、「一時停止」ボタンを押して、思考脳に論理的で思慮深い行動を促すようにしましょう。

2. 太ったままでいること、いったん減量した後にまた体重が戻ってしまうことに理由はあるのか、自問自答してみてください。たとえば「痩せたら仲間から悪く思われるかもしれない」という恐れを感じていて、そのために現状維持のほうが安全だと考えているのかもしれません。

3. この章で説明した5つの「古代脳が痩せることを脅威と感じる理由」を見直して、それが自分の減量に影響を及ぼしているかどうかを考えます。

・パートナーとの関係
・友人との関係
・行動しないことの言い訳
・周りから優しくしてもらえる
・肥満という防護服

4. 1〜3について考えたとき、もう少しサポートが必要だと感じた人もいるかもしれません。その場合は、さらなる支援や助言を得るために、かかりつけの医師に相談してもいいでしょう。

この章の冒頭で「自分自身を理解するプロセスを経たことで、今は解放された気分です」と語ったプログラム参加者のヴィニートのように、私の患者の多くにとって、この脳についての見方は新しい視点を与えてくれるものになります。10キロの減量に成功し、降圧薬の服用をやめたヴィニートは、糖尿病の症状を改善し、新たな自己認識に基づいて自分の行動を見直すことで、望む結果を手に入れたのです。

思考脳を使うことで、チャンスに対して「ノー」と言ってしまう傾向など、人生の他

の領域でも、保守的な咄嗟の反応を減らせます。私たちのグループでは、「全社会議で基調講演をしました」「今度旅行に行きます」「結婚することになりました！」といった、積極的な行動を喜びと共に伝えてくれる人が大勢います。

この章が心に響いたなら、減量を妨げていたこれまでの狭い考えや行動に疑問を投げかけてみてください。本章のアイデアを活用することで、人生を最大限に生きるため、自分の可能性を解き放つ新しい考え方を身につけられるようになるはずです。

第13章

気分

減量ストレスの魔の手から逃れる

プログラム参加者の声

「メリークリスマス、先生。素晴らしい1日になりますように。あなたが与えてくれたすべてに感謝します。それは新しい人生です」

ポール、45キロ減量

減量に取り組むうえで、「お腹が空いていないのになぜ食べるのだろう?」という質問について考えることには100万ドルの価値があります。生理的な空腹に従ってのみ食事をすれば、胃の空腹信号(グレリン)が強いときに身体の欲求を満たすために食べ、満腹感を覚えたらやめられるでしょう。しかし、グレリンが脳に空腹のメッセージを送っていないのに食べてしまうという人は、その理由を理解するのにこの章は役立つものになります。

まず、人間の「2つの脳」を見ていきます。ひとつは、頭の中の脳、すなわち「頭脳」です。甘い食べ物はここで脳の化学反応を変え、私たちの食事のコントロールを支配します。もうひとつは、腸の中の脳、すなわち「脳腸」です。**脳腸は私たちの気分に大きな影響を及ぼしており、その結果として食事にも影響を与えます。**ここでは、食べ物との新しく、簡単で、幸せな関係を築きながら減量できる、実践的な方法を紹介します。

食べ物で癒やされる

――感情的摂食

子どもの頃、嫌な気持ちを食べ物で癒やしたという経験をした人は多いのではないでしょうか。かんしゃくを起こしたときはお菓子を、ブランコから落ちて泣いたときはアイスクリームを食べると気分が収まりました。よかれと思ってすることが多いとはいえ、このパターン（感情的摂食）に慣れ親しんでいる人は、「悲しみやストレスには食べることで対処すればいい」と学んできたことになるかもしれません。

私たちが自分を落ち着かせるために食べるものは、たいてい、砂糖の多い、超加工食品です。これらの食品は、脳の報酬中枢にある脳内化学物質（神経伝達物質）ドーパミンの急激な分泌を促し、私たちはそれによって気分が良くなります。これは、コカインやアンフェタミンのような薬物を摂ったり、ギャンブルやビデオゲームをしたり、SNSで「いいね！」をもらったときに脳が経験するドーパミンの快感と同じです。人が気分の落ち込みやストレスを感じたりしたときに、チョコレートやアイスクリーム、ビスケットなどの甘い食べ物で気分を高揚させようとするのも無理はありません。

ドーパミンのような脳内化学物質は、脳細胞にある受容体（レセプター）と結合して作用します。ドーパミンを鍵だとすれば、受容体は錠に当たります。ドーパミンと受容体が結合することで錠前が解錠され、ドアが開く（脳細胞に効果がもたらされる）というわけです。もし私たちが元気を出そうとして快感をもたらす甘い食べ物を繰り返し食べると、報酬中枢はドーパミンを大量に浴びることになります。そこで報酬中枢は自分の身を守るために、ドーパミン（鍵）の結合先である受容体（錠）の数を減らします。そうすると、鍵はあっても錠が足りなくなるため、ドアは開けられなくなります。

この状態で私たちがチョコレートやアイスクリーム、ビスケットを食べると、受容体が不足しているために報酬中枢の快楽の扉が開かなくなり、ドーパミンの分泌量が減ります。この生物学的なプロセスは、「耐性」と呼ばれています。ドーパミンに対する耐性が生じると、私たちはとらえどころのない「最初の大きな快感」を求めて、糖分たっぷりの加工食品をますます食べてしまうことになります。

ここで役立つのが本プログラムです。これから、落ち込んだりストレスを感じたりしているときに、**食べ物ではなく、心に必要なケアを与える方法**を探っていきます。

脳と感情

前述のように、頭の中にある脳（頭脳）とは別に、腸の中にももうひとつの脳（脳腸）があります。この脳は腸管神経系とも呼ばれ、脊髄よりも多くの神経細胞を含んでいます。

脳腸は、頭脳と同じ神経伝達物質（化学信号）を使っており、その中には私たちの気分を高める「幸せホルモン」であるセロトニンも含まれています。体内のセロトニンの9割以上は腸で作られており、科学者たちは現在、セロトニンレベルを高める「プロザック」のような抗うつ剤が腸内やさらには腸内細菌にどう作用しているかを研究しています。

腸に「脳」があることは、感情を表現する言葉に食べ物や食事に関連するものが多いことからも言えます。私たちは辛い経験を「はらわたがちぎれるような（gut-wrenching）」と表現することがあります。難しい状況に立たされたときは「胃が痛い」と感じます。重要な決断をするときは、時間をかけて情報を「消化」しようとし、そうでない場合は「感情的本能（gut instinct／腸の本能）」に従おうとします。やるべきことが多いときは、「皿の上にたくさんのものがありすぎる（I have too much on my plate）」といった言葉を使います。これらは、迷走神経を通って脳腸と頭脳のあいだを行き来している、私たちの「直感（gut feeling）」なのです。迷走神経は電話線のように機能し、2つの脳のあいだで情報を伝達します。

この脳腸相関（頭脳と脳腸との結びつき）を理解すると、なぜ感情を腸で体感できるのかがわかります。怒っているときに感じる「腹が立つ」感覚、興奮しているときに感じる胃のざわめきや、悲しいときや不幸なときに感じる胃の痛み。そして私たちは落ち込みや退屈、孤独を感じるときに、胃が空っぽになったような感覚を味わいます。「枯渇した（drained）」「はらわたを抜かれた（gutted）」といった表現を使うこともあります。このような感情に対する私たちのよくある反応は、お腹が空いていなくても、その胃が空っぽになった感覚を食べ物で「満たそう」とすることです。

空腹ではないのに食べてしまうことに、2つの脳がどう関わっているかが理解できたのではないでしょうか。ストレスを感じているときに甘いものを食べると、脳内でドーパミンが分泌され、それを維持するためには、快感をもたらす食べ物をさらに食べる必要があります。また、脳腸が感情的に「空っぽ」だと感じたときも、私たちはそれを満たすために食べ物を胃の中に入れたくなります。

こうした状況がよく当てはまるという人も、心配しないでください。プログラムの参加者の多くも、これから紹介する、「ストレスに対処し、食べ物を使わずに満腹感を得るための実践的なアドバイス」を知るまでは、同じように感じていました。

チョイス1

超加工食品を食べてもストレス解消できないと認識する

まずは頭脳から始めましょう。先ほどの神経科学に基づいた説明で、**アイスクリーム**

やビスケットのような甘い超加工食品は真のストレス解消には役立たないと理解できたはずです。あなたもプログラム参加者の多くと同様、これらの糖分たっぷりの超加工食品は、究極的には完全に断つしかないという結論に至ったかもしれません。甘い食べ物やコカイン、ギャンブル、SNSなど、ドーパミンを発生させる物質や行動をやめてしばらくすると、次第に報酬中枢は、ドーパミンの分泌を誘発する行動を促そうとはしなくなっていきます。甘い超加工食品を日常的に食べていたことが、過去の習慣になっていくのです。

頭脳によくない食べ物を口にしなくなることで、自分の意図通りに食事ができるようになります。プログラムの調査研究が示しているように、何年も食事をコントロールできず、誘惑に負けて身体に悪いものを食べてばかりいた人たちが、プログラムを実施することで、思い通りに食事をして、食べることと楽に付き合えるようになっています。

チョイス2

ドーパミンを誘発する食べ物を避ける

甘い超加工食品をやめれば、それは次第に自然な食習慣になっていきますが、軌道に乗せるまでにはノウハウが必要です。これから紹介するのは、私の患者たちが長年にわたって用いてきた方法です。あなたにも役立つはずです。

・脳の報酬中枢を刺激する食べ物を家に置かない。長くて大変な1日を過ごしたあと、食器棚にビスケットがあったり、冷凍庫にアイスクリームがあったりすると、つい手を伸ばしてしまう。最初から置いておかないほうが、はるかに簡単に我慢できる

・砂糖がたっぷり使われた食品ではなく、果物やナッツ、種子類、生野菜、オリーブ、チーズなどの軽食を自宅に置いておき、すぐに食べられるようにしておく。これらをバッグに入れて持ち歩いたり、職場に置いておいたりすることも効果的

・グレリンの空腹信号を抑えるために、プログラムが推奨する食品を充分に食べる。空腹を感じていると、レジ脇で売られているチョコレートを目にしたり、会議でビスケットをすすめられたりしたときに、それに抗うのが難しくなる

・充分な睡眠を取る。第6章で見たように、ぐっすり眠ることでグレリンの空腹信号が抑えられ、気分がすっきりして頭が冴えていると、それまで1日を乗り切るために口

にしていた甘いものを控えるのがはるかに楽になる

チョイス3

プログラムのストレス解消法を実践する

「ストレス食い」はよくあることなので、本書に「ストレス軽減」というタイトルの章やチョイスがないことに驚くかもしれません。これは意図的なものです。本プログラムでも、マインドフルネスや感謝の実践、ジャーナリング、呼吸法など、様々なストレス軽減のテクニックを探求してきました。これらはどれも優れたストレス軽減法です。しかし、私の患者の大多数が特に効果的だと感じたストレス軽減法はありませんでした。ただし患者たちは、あることを教えてくれました。それは、

本プログラム自体が、ストレスを軽減するテクニックである

ということです。自分の心身を大切にし、育むツールを提供する本プログラムは、ストレスの多い状況をうまく乗り切ることにも役立つのです。例を見てみましょう。

・血糖値のジェットコースターから抜け出し、血糖値の急降下から生じる日々のイライラや疲労を感じなくなる
・体重が減り、自信がつく
・充分な睡眠を取っているので、気分が明るくなり、活力にあふれ、思考が明晰になり、頭の中が整理されている
・じっとせずに動き続けることで、心の平穏を得ている

人生にストレスはつきものですが、プログラムを実践すれば、食べ物に頼ることなく、ストレスを乗り越えるための最善の状態を維持しやすくなります。

チョイス4

食べ物ではなく、満足感のあることで心を満たす

次に脳腸が空っぽになったと感じたら、それを食べ物で満たそうとする前に、「食べずにこの空腹感を満たすにはどうすればいいだろう?」と考えてみましょう。その答えは、話すと気分が良くなる誰かに電話をすることや、散歩に出かけること、子どもをハグすることかもしれません。これらの活動はどれも、**食べ物では得られない方法で感情**

的な空腹を満たしてくれます。

この章の冒頭に登場したプログラム参加者のポールは、サイクリングで心を満たす方法を選びました。彼は日々の記録をよく報告してくれました。「3月19日は35キロメートル、3月20日は16・6キロメートル、昨日は53・3キロメートル」。ポールはサイクリングでエンドルフィン（快感ホルモン）を分泌させて心を満たし、その過程で45キロの減量に成功し、2型糖尿病の症状を抑えられました。

そこにいるだけで消耗するような場所や、一緒にいるだけで消耗する人も存在します。こうした**「消耗させるもの」はできるだけ避けましょう**。なぜ自分が消耗するのか、相手の何が悪いのかを深く分析する必要はありません。まずはそれらが自分の減量に悪影響を与えていることを認識し、自分の目標を優先させましょう。

この章で見てきたように、人には2つの脳があります。その両方をケアすることで、食事が簡単になり、楽しくなると理解してもらえたのではないでしょうか。

1. 頭脳での急激なドーパミン分泌を促さない食べ物を選ぶことで、食事のコントロールを取り戻せる

2．感情的な空腹に反応して食べなくてもすむように、好きな人と一緒に過ごす、趣味を楽しむ、有意義なことをするなど、心を満たす

3．ストレス軽減法として本プログラムを利用し、運動や睡眠などストレスに対処するための新しい健康的な方法を実践する

この3要素を組み合わせると、空腹ホルモンのグレリンが促す自然な空腹感に反応して食事をすることが増え、同時に体重が減っていくことに気づくはずです。なぜなら、身体が必要とするときに、プログラムが推奨する美味しい食べ物でエネルギーを補給し、栄養を得ているからです。

第14章

「自然に」痩せる秘密

無理なく体重管理できる人が実践していること

プログラム参加者の声

「妻とスコットランドのシェトランド諸島に移住しました。まだ日は浅いですが、この土地をとても気に入っています。自然が織りなす色彩が鮮やかで、野原を仔羊たちが埋め尽くし、湿原にはシェトランド・ポニーの仔馬がいて、太陽は輝いています。実に素晴らしい場所です。痩せて再びサイクリングを楽しめるようになった私は、ペダルを漕ぎながらこの田舎を探索しています。私の人生では、長いあいだそんなことはできませんでした。プログラムは私たちに人生の扉を開いてくれました。参加できてどれほど幸運かと、夫婦でいつも話しています」

マーク、10キロ減量

自分が望む体重で生活している人は、誰でもそれを維持するための「システム」を持っています。**適正体重を維持するための日常的な行動やルーティンをごく自然に行っているため**、それらに自覚的ではない人もいます。とはいえこうした「自然に」痩せている人の日常生活を観察すれば、彼らの「システム」がどんなものかを学ぶことができます。

この章の構成は、他の章とは違います。他の章では、まずその章のテーマを科学的に解説し、次にそれを実行するための「チョイス」を提案してきました。この章では、「自然に」痩せている人の8つの秘密を見ていきます。これらを自分の生活に取り入れるかどうかを検討しながら読み進めてください。

秘密1

お腹が空いたら食べ、空腹が満たされたらやめる

「自然に」痩せている人は、空腹・満腹の信号システムに同調しています。グレリンによる空腹信号が強いときに食べ、満腹のメッセージを受け取ると、まだ皿に食べ物が残っていても食べるのをやめるのです。本プログラムを実践すれば、あなたの空腹感と満腹感の信号システムは再び正常に動作するようになります。ただし最初のうちは、身体

の声に耳を傾けるための意識的な努力や集中が必要です。それを続けていると、身体のメッセージがよく聞こえてくるようになります。次第に、「自然に」痩せている人のように、**いつ食べ、いつやめるべきか**がはっきりとわかるようになるでしょう。

秘密2

ゆっくり食べる

「自然に」痩せている人は、ゆっくり食べます。その結果、満腹ホルモンのメッセージをはっきりと感じられるようになります。痩せている人は一口が小さく、よく噛みながらゆっくり食べているのを見かけたことがある人もいるのではないでしょうか。

あなたも、**満腹感のメッセージを脳に最大限に伝えるために、ゆっくり食べること**を選択できます。カロリー制限ダイエットとは異なり、本プログラムは食べ物や食べることを楽しみます。ゆっくりと五感を使って一口ずつ味わって食べれば、食事はさらに楽しくなります。

秘密3

たまにお腹が空いていても、それに耐えられる

「自然に」痩せている人は、食事のタイミングがないときや、適切な食べ物が手に入らないときは、空腹を我慢できます。このような状況に置かれたとき、とりあえず手に入るものを食べようとするのではなく、しばらくのあいだお腹を空かせたままで過ごすのです。これは、あなたにもできることです。ただし本プログラムは、食事量を制限したり、意図的に空腹になったりはしません。そうではなく、プログラムが推奨する食べ物がすぐに手に入らないときは、プログラム非推奨の食べ物を口に入れて当面の空腹を解消しようとするのではなく、しばらくのあいだ、**身体に備えられた燃料タンクからエネルギーを得ようとする**のです。

たとえば、夕方、家に帰る途中でお腹が空いたとき、その空腹を紛らわすために近くで手に入るものを買って食べるのではなく、しばらくは我慢し、帰宅してからプログラムが推奨する美味しい食べ物を食べるようにします。重要なのは、空腹を感じてもそれを満たせないカロリー制限ダイエットとは異なり、本プログラムでは、次に食事ができるようになったときに、推奨される食べ物で充分にお腹を満たせることです。空腹は、

「常に緊急の注意を必要とするもの」から、「自分の味方として働いてくれる、単なる身体のメッセージ」に変わります。

秘密4

小まめに身体を動かすことの大切さを知っている

この秘密は、第5章で取り上げたNEAT（非運動性熱産生）のことです。NEATとは、電車やバスの中で立ったり、エスカレーターを使わずに階段を上ったりするような、正式な運動以外のちょっとした動作を意味しています。研究結果では、**NEATレベルが高いことと健康的な体重に関連があることが証明されています。**P117には、日常生活にNEATを取り入れるヒントを掲載しています。「自然に」痩せている人はNEATで身体を動かしています。ぜひ、あなたも小まめに身体を動かすことを習慣にしましょう。

秘密5

「自然に」痩せているが、不健康な人もいる

見た目が痩せているからといって、健康だとは限りません。そのことを知っておくの

は重要です。私の患者の中にも、超加工食品を食べ、運動をしていないにもかかわらず、太ってはいない「自然に」痩せている人を知っていると言う人がいます。たしかに、その人は痩せているかもしれません。しかし大事な情報が抜けています。その人は、健康なのでしょうか？

「隠れ肥満（TOFI／Thin on the Outside, Fat on the Inside＝見た目は痩せているが、内側には脂肪がある）」と呼ばれる人たちがいます。隠れ肥満とは、皮下脂肪（身体の大きさを変えるような脂肪）が少ないために痩せているように見える人のことを指します。実際には外側からは見えない脂肪（内臓脂肪）が腹部や肝臓などの臓器に蓄積していま す。**内臓脂肪は、インスリン抵抗性や糖尿病、高血圧などの疾患と関連しています。**

つまりこの秘密には注意が必要です。私たちが知りたいのは、「健康的に」痩せている人の秘密です。太ってはいないが、不健康なライフスタイルを選択している人を、手本にすべきではありません。残念ながら、一見すると痩せている人の身体の内側には、内臓脂肪が隠れているかもしれません。それは、**肥満の時限爆弾**なのです。

秘密6

ダイエットに挫折する人のように自暴自棄にならない

「自然に」瘦せている人も、身体の声に耳を澄ませているにもかかわらず、ときどきタガが外れて、食べ過ぎたり、甘いものを食べたりすることはあります。ただし、その後ですぐにまたいつもの食生活に戻ることができます。私の患者の中には、同じようにタガが外れたとき、その勢いでやけ食いをしたり、元の食生活に戻ったりしてしまう人がいます。ちょっとした失敗が、「良い日」を「悪い日」に変えてしまい、それまで保ってきた健康的な食生活が台無しになってしまうのです。

本プログラムの中心にあるのは、「良い日か悪い日か」というダイエッターが陥りがちな**二者択一のマインドセットから離れて、食べることについての生涯続くしっかりとした考えを築くこと**です。私たちのグループでは、この考えを説明するために、米国大学バスケットボール界屈指の名コーチであり、選手の考え方や態度に強い影響を与える言葉で知られるジョン・ウッデンの話をすることがあります。

「一日一日を自分の最高傑作にしよう」は、ウッデンの言葉の中でもとりわけ有名です。

ウッデンが言いたかったのは、今日取り組んでいることが何であれ、それに全力を尽くして、自分の能力を最大限に発揮しよう、ということではないでしょうか。食事が計画通りにいかなかったとしても、その日を「悪い日」と切り捨てるのではなく、傑作の絵の中にもある、うまくいかなかった一筆という程度に見なせばいいのです。少しだけうまくいかなかったからといって、絵を描くこと自体をやめてしまうのはもったいないことです。「自然に」痩せている人たちがそうするように、そのまま健康的な生活を続けられます。その日を、良い日として過ごせるのです。**少々失敗しても、それでも今日を自分の最高傑作にすることは可能なのです。**

秘密7　内面的な充実感を味わっている

私の患者たちは、減量に成功し、「自然に」痩せている人のような生活を送れるようになったとき、幸せを感じるのは単に体重が減ったからではないことに気づきます。実際には、その逆です。つまり彼らを幸せにするのは、自分に価値を見出し、自分を大切にするという、新たに発見した健康的な心の持ち方なのです。減量は、その自然な結果にすぎません。

同様に、最も幸せを感じているプログラム参加者が、誰よりも減量に成功するケースが多く見られます。彼らは最終的な目標体重に達する前に、その過程にいる段階から充実した人生を送っているのです。この章の冒頭で紹介したマークがまさにそうです。マークはまだ目標体重に達していませんが、シェトランド諸島で新しい生活を始めるという夢を叶えるのに躊躇はしませんでした。彼はプログラムツールを使うことで、仮の人生を生きるのではなく、今日幸せを手に入れるように生きるべきだと実感したのです。あなたも、マークのように生きられます。プログラムが提供する「チョイス」を実践し、今ここにいる自分自身を大切にしましょう。そうすることで内面的な充実感が得られ、それによって、より自然に減量が達成できるようになっていきます。

秘密8

自分のストーリーを描いている

人は誰でも、自分に与えられた「台本」に従い、何らかの役割を担いながら生きています。シェイクスピアが述べているように、「世界はすべて舞台」なのです。「誰かの介護者」という役割を担っている人もいるでしょう。「一家の大黒柱」「面白い友人」といった役割もあります。たいていの場合、人は複数の役割を担っています。しかし、これらの役割が私たちの望む人生に合ったものであるとは限りません。

プログラムでの成功を通じて、参加者たちは「人は自分の人生の物語の作者になれる」と身をもって示してくれました。彼らと同じように、あなたも「自然に」痩せた人になるための道のりの中で、自分を縛っている台本を捨て、充実した人生を送るための新しい台本を選ぶことができます。

人生の台本を書き直す良い例として、トーマス・エジソンのエピソードがあります。少年時代のエジソンは、教師から手に負えないと言われていました。そして、「思考が支離滅裂で、物事を順序立てて考えられないので、このまま学校生活を続けるのは難しいだろう」と疑問を呈されます。トーマスから報告を受けた母親のナンシーは、息子に割り当てられたこの「台本」を拒否しました。彼女は、息子に手に負えない人生の落伍者という役割を引き受けるのを許しませんでした。そして、教師に「息子はあなたよりも頭がいい」と言い放ちました。ナンシーはトーマスを退学させると、自ら教師役となり、自宅で彼に勉強を教えました。その後、トーマス・エジソンが電球の発明で知られる、世界的に有名な多作の発明家になったことは誰もが知っています。エジソンの母親は、息子の台本を書き直し、彼の教師よりも賢い少年という役を作ったのです。エジソンは後に、「今の私があるのは母のおかげ」と語っています。

ナンシー・エジソンのような母親がいなくても、**人生の台本は自分自身の手で書き直せます**。私たちがプログラム参加者のグループで行っているように、自分に合わない役割を演じていると感じたら、まずはその役割を書き出してみましょう。そして、その

「台本」を最後に読んで、破り捨てましょう。次に、新しい台本を書き始めます。自分が選んだ役割を書き出しましょう。プログラムの参加者と同じように、あなたもその新しい台本を受け入れ、セリフを覚え、毎日その新しい役を演じられるのです。

プログラムが提供する「チョイス」のメリットを享受するようになると、「幸運な人」という役割を担うことが自然な選択肢であることに気づくかもしれません。そうすると、自然と幸運が舞い込んで来るようになります。運の良い人は、自分で運を作っているのです。幸運な人を演じていると、自然と視野が広くなり、たとえば「プログラムが提示する様々なツールを使う」といった新しいチャンスに気づきやすくなります。それは、さらなる幸運を呼びます。未来が、可能性に満ちた明るい場所に見えるようになります。**気分が良くなり、体重が減ると、幸運な人に特有の楽観主義が身につきます。**

ナポレオンは、部下である将軍を選ぶとき、「彼は運のいい人間か？　幸運な将軍を連れて来てくれ」と語ったといいます。ナポレオンは、幸運な将軍が戦争に勝つことを知っていたのです。本プログラムの参加者が、幸せな気持ちでいると、目標を叶えやすくなるのと同じことです。様々な「チョイス」を受け入れることで、参加者は心の安らぎを得て、良いことが起こるという確信のもと、充実した人生を送れるようになります。

おわりに
星を見上げる

私の患者たちは、全14回のプログラムセッションを終えると、最後にもう一度集まって、これまでの歩みを振り返り、成果を祝います。この最後の卒業セッションで贈られるメダルにも書かれているように、彼らは「プログラムチャンピオン」になるのです。

患者の中には、結果を出したことに誇らしい気持ちになるのと同時に、プログラムが終わってしまうことへの一抹の寂しさを感じる人もいます。しかし、参加者がお互いに確認し合っているように、これですべてが終わりというわけではありません。今本書を読み終えたあなたと同様、プログラムの卒業セッションは、新たな道のりの始まりでもあるのです。読者である皆さんのためにお祝いのセッションを開催したいところですが、残念ながらそれはできません。その代わりに、本書で紹介してきた「プログラムツール」のリストをここに示します。このツールを、自分が望む体重で、健康的に生活できる未来を作っていくために、ぜひ活用してください。

1. **インスリンは脂肪製造機**であることを忘れない。インスリンレベルを低く保つためには、食べるとすぐに糖分に分解されない、未加工の「本物の食べ物」――あなたの身体（と祖父母の世代の人々）が食べ物と見なすもの――を摂ること

2. 身体が発する**空腹感と満腹感のメッセージ**に同調し、お腹が空いたら食べて、満腹感を覚えたらやめること

3. **食事時間枠を決めること**。食べる時間帯を制限することで、様々な健康上のメリットを享受できる

4. **腸内細菌に良質の「エサ」を与えること**。食物繊維が豊富な食べ物、発酵食品、カラフルな「虹色」の野菜などを食べることで、私たちを痩せた状態に保ってくれる腸内細菌の活動をサポートできる

5. **日々の定期的な運動でインスリン抵抗性を抑えること**。減量や健康増進、気分の高揚に役立つ

6. **よく眠ること。**体重を減らし、心身の健康の改善に役立つ

7. **肥満遺伝子の引き金を引かないこと。**この遺伝子を持っている人は、それを「弾が込められた銃」のようなものと見なし、超加工食品や糖分の多い食べ物を避けることで、引き金を引かないようにできる

8. **超加工食品を避けること。**食品メーカーの宣伝に乗せられて超加工食品ばかり食べ、何よりも貴重な健康を損ねないようにする。身体に良い食材が何かを理解し、自炊することで、食事の主導権を取り戻せる。化学物質が使われていない、純粋な食べ物を摂る

9. **過去の世代の食生活から学ぶ。**肥満や糖尿病などの疾患が「よくあること」ではないことは、歴史から学べる。これらの健康問題の原因は、本プログラムが推奨するライフスタイルを実践することで対処できる。健康を自分でコントロールできる

10. **成功の言葉を使う。**ポジティブな言葉を口にすることで、脳のメカニズムに働きか

け、健康と減量の目標達成に近づく行動を促せる

11. **正しく目標を設定する。**自分の望みは何か、どこで、いつ、どんな行動を取りたいのかを正確に把握していると、目標を達成しやすくなる。架空のオンラインストア「MyProgrammeGoals.com」にアクセスし、自分の目標を「注文」する。進捗状況を追跡し、成功をイメージすれば、この「注文」を確実に「配送」できるようになる

12. **痩せることに抵抗する「古代脳」の働きを自覚すること。**あなたの脳の一部は、あなたが太ったままの状態を維持することに利点があると考えているかもしれない。行動を変え、結果を出すことでどんな利点があるのかをよく考えることで、その抵抗を乗り越えられるようになる

13. 物理的にお腹が空いていないのに空腹を感じる人は、**ドーパミンを急増させる食べ物を断ち、本プログラムをストレス軽減のテクニックとして使うこと。**好きな人と一緒にいる、好きなことをするなども効果がある

14. **「自然に」痩せている人の8つの秘密**を参考にすること

1. お腹が空いたら食べ、空腹が満たされたらやめる
2. ゆっくり食べる
3. たまにお腹が空いても、それに耐えられる
4. 小まめに身体を動かすことの大切さを知っている
5. 「自然に」痩せているが、不健康な人もいる
6. ダイエットに挫折する人のように、自暴自棄にならない
7. 内面的な充実感を味わっている
8. 自分のストーリーを描いている

この14個のプログラムツールには、強力な相乗効果が期待できます。ある場所で蝶が羽ばたくと、別の場所で竜巻が起こるという喩えで有名な**「バタフライ効果」**と同じように、ある領域の変化（例：超加工食品をやめる）が、一見すると無関係に見える領域（睡眠の改善）に大きな影響を与えることがあります。

減量が簡単だとは言いません。私の患者も、途中で壁にぶつかる人がいます。どんな目標であれ、必ずと言っていいほど試練が待ち受けているものです。岐路に立ったと

き、「1マイル4分の壁は破れない」と諦めたランナーのようになるか、ロジャー・バニスターのように可能性を信じるか。私たちはそのどちらかを自分で選択できます。

プログラムの卒業セッションでは、こうした課題にどう対処すべきかを話し合います。その際、現代の偉大な科学者の知恵に注目します。スティーブン・ホーキング博士です。ホーキング博士は21歳のときALS（筋萎縮性側索硬化症）に罹り、次第に身体を思うように動かせなくなり、車椅子で生活するようになりました。言葉を話せなくなると、彼はコンピューターを使って自分の声を合成しました。博士は病に負けず、休むことなく宇宙の知識を推し進め、ブラックホールの物理学に関する画期的な業績で世界の絶賛を浴びました。

2012年、博士は自身の70歳の誕生日（多くの人は、彼がこの誕生日を迎えるまで生きられないだろうと考えていた）を祝うためにケンブリッジ大学の講義室に集まった満員の聴衆に向けて、次のようなメッセージを届けました（博士は体調不良のため会場参加はできなかった）。

「足元ではなく、星を見上げましょう。目の前のものを理解しようとし、宇宙という存在の神秘を感じてください。好奇心を持ちましょう。人生がどんなに困難に見えても、あなたにできること、成し遂げられることは必ずあります。何よりも大切なのは、あきらめないことです」

私はよくこの言葉を思い出します。困難に直面したときは、特にそうです。2020年、勤務先の病院で新型コロナウイルス対応の最前線に配置転換されて、シフトを終えて帰宅の途につくとき、いつも広大な夜空を見上げたものでした。足元を見るよりも、はるかに気持ちを保つのに役立ちました。

プログラムの参加者が経験したように、あなたが歩むこれからの道のりにも、予想外の出来事や、挫折が待ち受けているでしょう。しかし同時に、その道には希望や変化、飛躍もあります。これが人生です。混沌とした世界を、進んでいきましょう。自分の道を切り開いていくとき、ホーキング博士の言葉を最後のプログラムツールとして活用してください。彼の言葉は、あなたの前の輝かしい未来を照らすお守りになるはずです。

「足元ではなく、星を見上げましょう。何よりも大切なのは、あきらめないこと」

Look up at the stars and not down at your feet ... it matters that you don't just give up.

訳者あとがき

本書は、2022年にイギリスで刊行され、ベストセラーとなった『THE FULL DIET』（フル・ダイエット）の邦訳です。

著者は、国際的に有名な体重管理研究機関であるインペリアル・ウエイト・センター、およびインペリアル内分泌センターの内分泌学専門医、サイラ・ハミード博士。オックスフォード大学とユニバーシティ・カレッジ・ロンドンで医学を学び、インペリアル・カレッジ・ロンドンで体重と食欲の身体の制御に関する研究で博士号を取得した彼女は、減量のスペシャリストとしてイギリスを代表する医師の1人だと言えます。

ハミードは高度な医学的知識と豊富な医師経験に基づき、様々な専門家の協力のもと、「フル・ダイエット」と呼ばれる減量プログラムの開発を主導。体重の問題に悩む大勢の患者に同プログラムを指導し、劇的な成果をあげました。この画期的な「フル・ダイエット」の内容を広く世に伝えるべく執筆されたのが、皆さんがいま手にしているこの本です。

「フル・ダイエット」の「フル」には様々な意味が込められています。まず、このダイエットでは、身体に良い食べ物を「満腹感」をしっかり味わうまで食べられます。また、健康的な生活習慣を実践し、体重が減り、軽やかで前向きな気分になることで、心身ともに大きな「充実感」が得られます。さらに、ダイエットを単なる食事と体重の問題に限定するのではなく、脳腸相関、腸内細菌、運動、睡眠、さらには言葉やストレス、気分など、「包括的」な視点から取り組みます。しかも、これは博士号を持つ第一線の医学の専門家が科学的データに基づいて開発し、大勢の参加者が実際に減量を成功させたプログラムに基づく、裏付けのある情報です。まさに、「完全な」ダイエットだと言えるでしょう。

しかも、フル・ダイエットの基本的な考え方は、いったん理解してしまえば、これ以上ないほどシンプルで、記憶に残りやすいものになっています。過去にダイエットの仕組みを理解しようとして難しい科学の説明を読もうとしたが、内容が頭に入らずに挫折したことがあるという人でも、心配は無用です。本書は誰にでもわかる簡単な言葉で、生涯にわたってスマートな体形を維持できる、一生モノの知識を教えてくれるのです。

脂肪を製造するホルモンであるインスリンの働きを知れば、なぜ炭水化物を摂ると太るのかがよくわかります。空腹ホルモンの働きや満腹感が私たちの身体にとっていかに重要であるかを知れば、なぜカロリー制限ダイエットが長続きしないのかを理解できます。不自然な素材でつくられた食べ物を口にすることがいかに身体にとって有害かがわかれば、超加工食品には手が伸びなくなります。「食べない時間」がいかに身体にとって大切な時間かを知れば、一日中食べ物を口にすることを自然とやめられるようになるでしょう。

興味深いのは、科学の最先端が解き明かしたこのダイエット手法が、私たちの祖父母の世代の昔ながらの食生活や日常習慣と一致していることです。頭でっかちになって原材料名とにらめっこをしたり、毎回何かを食べる度に細かなカロリー計算をしたりしなくても、私たちは痩せられます。本書を読めばよくわかるように、身体の自然な欲求やホルモンの絶妙な働きを無視した、身体を単純な機械のように見なすカロリー計算重視のダイエットは長続きしにくく、失敗に終わる可能性が高いのです。

著者は、ダイエットを成功させる鍵は、まず正しい科学的知識に基づいて人が太る（痩せる）メカニズムを理解すること。そして、身体の声を聴きながら無理なくそれを実践していくことだと説きます。大切なのは「腑に落ちる形で」ダイエットのメカニズムを理解し、効果を実感しながら体重を落とし、すっきりした体形と爽快な気分を楽しみながらそれを維持していくことなのです。

また、本書の後半には、推奨される健康的な食材を用いた、美味しそうなレシピがたくさん紹介されています。どれも、満腹感を充分に味わいながら、しっかりと痩せられるレシピです。痩せるために味気なく、空腹感を満たせない少量の食事に耐え忍ぶ必要はありません。食事は楽しく、私たちを幸せな気分にしてくれるものであるべきです。

訳者自身、翻訳作業を進めながら、本書の内容に大きな納得感を覚え、さっそくフル・ダイエットを実践してみたところ、3カ月間で8キロの減量に成功しました。「なぜ人は太るのか」「なぜ身体に悪い食べ物を摂るべきではないのか」といった仕組みをよく理解できたので、リバウンドをする気配も感じません。お腹が空かなくなるまで食べているのに（とくに「ツナのニース風サラダ（P310）」や「ローストチキンと野菜のトレイベイク（P325）」がお気に入り）身体も軽く、毎日気分よく生活できるようになりました。

本書にも書かれてあるように、身体に悪い食べ物や、不健康な生活習慣、ネガティブな考え方をやめることは、決して窮屈なものではありません。むしろ、それは私たちを自由で健康的な人生へと解き放ってくれるものなのです。1人でも多くの人に、この科学的に正しい知識が広まること、その結果として多くの人が健康的で充実した人生を送れるようになることを、心より願っています。

翻訳に際しては、ダイヤモンド社書籍編集局第二編集部の和田泰次郎氏に温かいサポートと的確なアドバイスをいただきました。特にレシピ集は、料理に大変造詣の深い同氏が細かく確認し、日本の読者に違和感のない内容になるよう手を加えてくださったおかげで、思わず作ってみたくなるようなものに仕上がったと思います。厚くお礼申し上げます。

児島修

医師への注意事項

　私の経験では、ほとんどの人がフル・ダイエットの恩恵を受けられます。深刻な病状を抱える人でも、大幅な減量に成功し、健康や幸福度を大きく改善させています。何らかの疾患を持つ人がフル・ダイエットを実践する場合、医師の協力が重要です。医師の支援や励ましは、どの患者にも恩恵を与えます。ただし医師による治療が特に大きな価値をもたらす人もいます。

・本プログラムを開始すると、通常、2型糖尿病患者は短期間で血糖値が正常値まで低下します。血糖降下薬を服用し続けると低血糖を引き起こす可能性があるため、慎重な計画が必要です

――私は低血糖症を防ぐために、患者の自宅での血糖測定値を参考にして、スルホニル尿素薬（グリクラジドなど）を中止し、インスリン注射の量を減らしています。本プログラムの血糖値改善効果がどれくらい速いかを説明するために、第1章の冒頭で感動的な言葉を引用した私の患者アニルの例を紹介します。彼は本プログラムを開始してから48時間以内にインスリン注射を完全に中止しました。そのため、本プログラムを開始してしばらくは、患者の血糖値の変化に充分に注意し、適切なコミュニケーションを取ることが非常に重要になります。多くの患者は、この期間に持続血糖モニタリングシステム（CGMS）を利用することで大きな恩恵を受けます。

――私は本プログラムを開始する前に、SGLT－2阻害薬（エンパグリフロジンやダパグリフロジンなど）の投与を中止します。このクラスの薬剤では、炭水化物を減らすと、稀にではあるものの、正常血糖性ケトアシドーシスが起こるリスクが報告されているためです。

・薬剤性低血圧の予防のために降圧薬を服用している私の患者は、家庭用の血圧計で血圧の低下度合いを測定しています。私はこれらの測定値に基づき、降圧薬の減量や処方中止のアドバイスをしています

・ビタミンKを豊富に含む、緑色葉野菜などの食品を多く摂ると、ワルファリン服用患者のINRが不安定になる可能性があります。ワルファリンの用量調節の指針のために、定期的なINRモニタリングが不可欠です

・免疫系が低下している患者は、プログラムが推奨する食品の選択を変更する必要があります。たとえば、ケフィアのような、生きた培養物を含む食品は避け、赤身肉は充分に調理する必要があります。こうした食事上の注意点について、専門医に相談することをおすすめします

・同様に、複雑な健康上の問題を抱えている患者がいる場合は、専門医の協力に基づいた適切なアドバイスを提供できるようにしてください

・「食事の時間帯を制限する食事法には、摂食障害を引き起こす可能性はないのですか?」という質問を受けることがあります。私の診療所では、これまでのところそうしたケースは観察されていません。むしろ、私たちの調査研究でも報告されているように、本プログラムを実践することで、患者の食

事パターンは改善されています。ただし当然ながら、摂食の問題がある患者に対しては、徹底的な病歴聴取と充分な話し合い、最善なステップの提案が重要であることには変わりありません

・フル・ダイエットの実践によって体重が減少するにつれて、睡眠時無呼吸症候群の患者が、それまで一晩中使っていたCPAPが不要になる場合が多くあります。このことを確認するために、睡眠検査を実施することをおすすめします。うまくいけば、患者はCPAPの器具を病院に戻せることになります

・生活の質や健康状態が改善するにつれて、それまで服用していた抗うつ薬はもう不要だと感じる患者も出てきます。そこで私はメンタルヘルス評価を手配し、患者と臨床医が同意すれば、抗うつ薬を減量・中止します

・患者の血液検査の結果を、長期的に監視することをおすすめします。患者の臨床ケアの支援になるだけでなく、脂肪肝の患者に肝機能検査値が正常になったことを伝えたり、糖尿病や前糖尿病の患者にHbA1cが正常範囲になったことを伝えたりできるようになるので、患者にとって大きな弾みにもなります

プログラムを実践することで、患者の体重は減り、健康状態が向上します。また患者は、仕事の昇進や新しい人間関係、夢の実現、チャンスの獲得などの良い報告をしてくれるようにもなります。そのとき、医師であるあなたは、私と同様、大きな喜びを覚えるはずです。

謝辞

「Imperial-SatPro（インペリアル・カレッジ「満腹プロトコル」）（当院では「フル・ダイエット」と呼んでいます）は、科学と医学のコラボレーションによって、人々の人生を変えます。「1人の子どもを育てるのには、ひとつの村が必要である」という言葉がありますが、ひとつの減量プログラムを構築するためにも、当院の先駆的な同僚たちによる学術的な厳密さと優れた臨床能力が必要でした。まず、I-SatProの最初の研究論文を共同執筆した優秀な医師、外科医、科学者に感謝します。ヴィッキー・サレム医師、ハヤ・アレセミイ医師、サマンサ・ショルツ医師やオウェイス・ダール医師、アレックス・ミラス医師、カリム・ミーラン教授、スティーブ・ブルーム卿教授、アーメド・アーメド氏、サンジャイ・プルカヤスタ氏、ハーヴェイ・チャハル医師、トリシア・タン教授。また、国立健康研究所（NIHR）とインペリアル生物医学研究センター（BRC）の寛大な資金援助にも感謝しなければなりません。

私は幸運にも、長年、インペリアル・ウエイト・センターで良き仲間である同僚たちと共に働く機会に恵まれました。彼らの専門知識と優れた臨床の能力のおかげで、このセンターは素晴らしい研究拠点になっています。内分泌コンサルタントのハーヴェイ・チャハル医師、キオマ・イジ・エングベアヤ医師、アレックス・ミラス医師、トリシア・タン教授、外科コンサルタントのアーメド・アーメド氏、シェリフ・ハッキー氏、クリシュナ・モアティ氏、サンジャイ・パー・カヤスタ氏、クリストス・ツィロニス氏、麻酔科医および臨床サービス・リーダーのジョナサン・カズンズ医師、麻酔医のマイク・キノック医師とフランチェスカ・ルブロッタ医師、消化器科コンサルタントのデビンダー・バンシ医師、臨床研究フェローのジュリア・ケンクレ医師、精神科コンサルタントのサマンサ・ショルツ医師、アンガラッド・ラトリー医師、アムリット・サシャール医師、専門心理学者のダニエラ・アルベス医師、ケリー・ブティジェグ医師、アテナ・フォラン医師、メイラ・ロイ医師、マイケル・シャンクルマン医師、糖尿病専門看護師のアンナ・サッキー、臨床専門看護師のカレン・オドネル、ルイザ・ブロリー、シアラ・プライス、リサ・リッカーズ、専門栄養士のキャンディス・ボビル・テイラー、ジョー・ボイル、リアン・ホートン、ケイト・パリー、ジェス・アップトン。また、優秀なMDTコーディネーターであるデビー・オルーク（ティア4）とサラ・ジャマ（ティア3）、細心の注意を払って事務をサポートしてくれたキャシー・ドラン、カドラ・ハッサン、ファトマ・シャラビー、スーパーマネージャーのトム・コノリー、イザベラ・デュバス、クレア・フラッターズ、クリス・ヒューズ、アンナ・ケネディ、シャーロット・クイグリーに心から感謝します。

インペリアル内分泌センターでは、優れた患者ケアとは何かを教えてくれた、聡明で親切な同僚たちと働けることに喜びを感じています。カリム・ミーラン教授、アンジャリ・アミン医師、プリシラ・ベハリー医師、エマ・ハットフィールド医師、ニール・ヒル医師、チャナ・ジャヤセナ医師、ニアム・マーティン医師、デビー・ピーターズ氏、アミール・サム教授、ジョージ・タラカン医師、リシェカ・ウォールズ医師、フロリアン・ワーニグ医師。また、秘書として素晴らしいサポートをしてくれたメーヴィーン・メーヘラリとシャミーカ・ウィルソンにも感謝します。

いつも賢く、寛大な、聡明で勇敢で知的な友人のヴィッキー・サレム医師、疲れ知らずの心優しいケアを患者に与えているハヤ・アレセミイ医師にも感謝を。

私は内分泌学分野の偉大な人物たちと知り合い、一緒に仕事をする機会に恵まれました。最高の科学とはどのようなものかを、手本を示しながら教えてくれるスティーブ・ブルーム教授、私の人生にとって極めて重要なリーダーシップとサポートを与えてくれたウォルジット・ディロ教授、私の博士課程の指導教官で、分子生物学の素晴らしさを辛抱強く教えてくれたジェームズ・ガーディナー医師。本プログラムは、I-SatProを最初から支持してくれたトリシア・タン教授のビジョン、寛大さ、学術的な専門知識なしには存在しませんでした。私が内分泌学者になれたのは、カリム・ミーラン教授のおかげです。過去20年間にわたる彼の指導、教育、並外れた優しさに心から感謝します。同僚や患者たちからは何年も前から「本を書くべきだ」と言われていましたが、同教授に同じことを言われたことが、この本を書く決め手になりました。そして、いつものように彼の意見は正しかったのです。

オックスフォードでジョン・モリス教授に教わることができたのも幸運でした。彼の理路整然とした批判精神に満ちた知性は、人体についてどう考えるべきかを教えてくれました。また、ジャイディープ・パンディット教授には、生理学に対する情熱を分け与えてもらいました。私はキャリアを通じてジャイディープ教授に指導されたことを考えてきました。

ロンドン・メタボリック研究所のチーム、特に、心を込めて心臓を診察する心臓専門医のブーン・リム医師、最高の友人であり、思いやりと深い知識を持つプログラムコーチ、ジェームズ・ハーウッドにも感謝を捧げます。太陽の光のような明るさをもたらし、何事にも愛情と気遣いを注いでくれるヴェロニカ・カシアン、長年にわたるシモーナ・ヴァシルの親切と支援にも感謝します。

わずか1年足らず前、私は本を書きたいと思っていた一介の医師にすぎませんでした。私の優秀な文学エージェント、ウィル・フランシスがその夢を実現してくれました。彼の優れた判断力や確かな専門知識、親切さ、そして初めて会ったときから本書に対する信頼を示してくれたことに心から感謝します。ウィルの素晴らしい同僚たちであるジャンクロウ&ネスビット社のレン・バルコム、ミーガン・ブラウン、カースティ・ゴードン、エリス・ヘイゼルグローブ、マイケル・ステガー、マイミー・スレイマンにも感謝します。

ペンギン・マイケル・ジョセフの素晴らしいチームのもとで、本書をこれ以上ないほどの形で制作できました。私の担当であるフェネラ・ベイツには心から感謝しています。彼女の才能や経験、ビジョンは、本書に翼を与えてくれました。フェネラの熱意と温かさ、人の長所を引き出す才能は、彼女と一緒に仕事をする喜びを感じさせてくれます。また、ポーラ・フラナガンの鋭い編集力と、物事をやり遂げる能力にも心から感謝します。原稿を見事に編集してくれたヘレナ・コールドン、細部まで丹念に原稿を見てくれた校正担当のケイ・ハルシー、Ｗｏｒｄ文書の集まりだった原稿を魔法のように現実の本に仕上げてくれたエマ・ヘンダーソン。本書をハマースミス病院の会議室から世界中の読者に届けてくれた最高の宣伝チーム、ギャビー・ヤング、ジェン・ハーロウ、アリ・ナザリ、ヴィッキー・フォティウ、ルーシー・アプトン。また、イネス・コルテサオ、ザンシア・ジョンストン、ティム・レーン、ジェナ・サンドフォード、カリ・タウンゼントと知り合い、一緒に仕事ができたことも、大きな喜びでした。皆さんがこの本にもたらしたすべての素晴らしいことに感謝します。ウィル・ブレムリッジ、ウィル・カーネ、ネラ・ゴカル、キャット・ミードという、さらに大きなチームのエネルギーとクリエイティブなビジョンに関われたことも楽しい経験でした。

私が医師になるきっかけを与えてくれたのは、聡明で賢い医師だった父、カリド・ハミード。父には特別な華やかさがあり、どこにいてもその場が明るくなるような人でした。また、私がこれまで成し遂げてきたことの多くは、クリスティン・ハミードという素晴らしい母親なしには実現できませんでした。母は私に読み方を教えてくれ、医学部の面接の前の1年間は、新聞から医学記事をすべて切り抜いてくれました。今では私の子どもたちにとっての寛大で、親切で、愛に満ちたおばあちゃんでもあります。私の義理の両親（今ではスーパー祖父母）、リンとスティーブ・グリーンウォルドにも愛と感謝を。いつも愛情あふれる支援者であるふたりとは、もう私の人生の半分以上の付き合いになります。

私にはハサン、イムラン、アムナという、親友とも呼ぶべき3人のきょうだいがいます。私はまた、ガズラ・ハミード、ソフィア・ジャバイド・ハミード、アサド・カーン、レザ・ジャバイド、アリア・ブラヒミ、ヌール・ハミード、ララ・ハミード、スペンサー・イード、マックス、ナタリー、ステラ・イード、クララ・イード、マイケル・グリーンウォルド、タラ・グリーンウォルドといった、愛情あふれる大家族の一員であることもとても幸運に思います。また、私の家族でもある以下の親友たちは、生涯にわたる愛情と幸せな時間を与えてくれました。ローレン・ミシュコン、ミーシャ・ムーア、ヴィッキー・サレム、エリザベス・ランズ、マーク・ニコルズ、ファリハ・スルタンと彼女の美しい家族、ファリマ・ペリー、ダンカン・ペリー。

ジョナサン、シベラ、テディ、ハル、ラファエル・ベアは、私の人生の最大の祝福です。あなたたちはいつも私の心の中にいます。あなたたちのことを、いっときも忘れることはありません。本書はジョナサンに捧げます。本書を書けたのは、私の人生に起きる良いことのすべてがそうであるように、あなたの愛と励ましのおかげです。あなたは私のエネルギーであり、勇気であり、家です。

最後に、本プログラムは、フル・ダイエットのスターである私の患者のためにあります。彼らの先駆的な精神や寛大さ、勇気が、他の多くの人々がこのプログラムの恩恵を受けるための道を切り開いてきました。私はあなたたちにフル・ダイエットの科学を教えましたが、あなたは本プログラムについて他のすべてを教えてくれました。あなたたちに出会い、あなたたちの成功を分かち合えることは、私にとってこれ以上ないほどの特権です。

全力で前に進め

プログラム実践のためのノウハウ

FAQ　プログラムに関するよくある質問

本プログラムを長年運営してきた中で、患者からいくつもの質問を受けてきました。ここに、よくある質問をまとめました。これらの回答があなたにとっても有益なものになることを願っています。

質問1：食品リストはどの程度厳密に守るべきですか？　自分なりに変更できる余地はありますか？

回答：食品のガイダンスをどう解釈するかは、あなたの自由です。私の患者の多くは、このリストに従うと「美味しくて満腹感のある食事を楽しめるようになった」「食事を自分でコントロールできるようになった」「痩せた」「体調が良くなった」「膨満感や胃酸の逆流がなくなった」「睡眠が改善した」「気分が明るくなった」などのメリットがあると実感しています。まずはこれらのメリットを得るために、食品リストに従うことをおすすめします。

それ以降は、どの程度減量したいかなどの個々の事情に応じて、試しに他の食品を再び食生活に取り入れてみてもいいでしょう。ただしこれらの食品は、未加工の天然のものであるという基準を満たすものにしてください。そして、プログラムの食事をアレンジしたことが、自分に合っているかどうかを判断します。食品によって、問題がないものもあれば、膨満感や活力低下、体重増加をもたらすものもあるかもしれません。身体の声に耳を傾けながら判断していきましょう。

質問2：プログラムでは祖父母の世代の食生活が推奨されています。しかし、私の祖母はプログラムで推奨されていないじゃがいもを食べていました。これはどう解釈すればいいですか？

回答：たしかに、プログラムでは未加工で単一成分の食品を推奨しています。しかしもうひとつ基準があります。それは、その食品が体内で大量の糖に分解されるかどうかです。じゃがいもは未加工で単一成分の食品ですが、平均的な大きさのじゃがいも（約150g）を茹でて食べると、血糖値への影響は小さじ9杯の砂糖に相当します。その結果、インスリンが分泌され、血液中の余分な糖が脂肪に吸収されて体重が増加します。ですから、基本的には「OK食品リスト」（P37）と「NG食品リスト」（P40）に従うことを推奨します。また、発音できない怪しげな成分が含まれているものは食べないという原則にも従ってください。

ただし、祖父母の世代がじゃがいものような糖分の多い未加工食品を食べ、かつ健康的な体重を保っていたことには注目すべきです。じゃがいもやライス、パン、パスタなどの高炭水化物食品がどれくらい体重増加につながるかは、運動量とインスリン抵抗性の程度に関係しています。

当時の食生活や、運動量の多いライフスタイルを考えると、あなたのおばあちゃんには、おそらくインスリン抵抗性はなかったはずです。じゃがいもを食べても、彼女の身体はインスリンに適切に反応していた（克服すべき抵抗性はなかった）ため、血液中の余分な糖を脂肪に変えるインスリンの量は少なかったはずです。インスリン抵抗性がある人に比べて、じゃがいもが脂肪に変わりにくかったのです。

これは、将来的にある食品を再び食べてよいかという一番目の質問の答えでもあります。プログラムを実践することでインスリン抵抗性が抑えられると、糖分の多い食品を食べてもインスリンの分泌量が低いままなので、インスリン抵抗性がある場合に比べて太りにくくなります。

質問3：○○○の原材料や食品は食べても大丈夫ですか？

回答：このように、特定の原材料や食品を食べていいかどうかという質問は多く受けます。長年にわたって私が答えてきたことを、次の2つのステップとしてまとめました。

1．プログラムが強く推奨する食品には「原材料」が含まれていません。つまり、卵は卵で、りんごはりんごです。成分を書いたラベルは貼られていませんし、難しい添加物の名前を解読する必要もありません。

2．ただしプログラムが推奨する食品には、マヨネーズやバジルペースト、フムスなどの調理済み食品も含まれています。重要なのは、これらの食品は家庭で手作りできるものであり、超加工技術が施されている可能性が低いことです。ラベルを確認することがポイントです。使われている原材料が、食べ物らしい名前であることを確認してください。バジルペーストの場合、オリーブオイルやバジル、パルメザンチーズ、カシューナッツや松の実、にんにく、塩が使われています。このように家庭料理で使うような、馴染みのある名前の原材料が使われているなら、その食品は食べても問題ない場合が多いと考えていいでしょう。

質問4：午後のおやつが好きです。プログラムが推奨する軽食はありますか？

回答：プログラムに従った美味しい軽食のおすすめをいくつか紹介します。

・ミニトマトのチーズ和え
・きゅうり、にんじん、セロリなどの生野菜を刻んで、フムスやザジキのようなディップにつけたもの
・ゆで卵1、2個

・冷製の調理肉（ハムなど）の薄切りに、クリームチーズを添えたもの
・オリーブ
・ナッツ（無塩、無添加のもの）ひとつかみ
・りんご1個とナッツバター小さじ2杯
・ギリシャヨーグルト／ナチュラルヨーグルト（100〜200g）
・料理の残り物

質問5：週末に遠出をします。外出時の食事での注意点を教えてください

回答：この質問は、旅行や外食、知人の家庭への訪問など、様々な状況に当てはまります。外出先でもプログラムに従った食事を続けるためのコツを紹介します。

1．1日の大半を外出する場合は、持ち運びしやすい以下のような食べ物を用意しましょう。これで、食事をコントロールできます。
・にんじん、セロリ、ピーマン、ミニトマトなどの生野菜
・ベリー類、りんご、洋ナシなどの果物
・ナッツ

・オリーブ
・チーズ
・調理済ソーセージ
・ゆで卵
・ハム、サラミなどの冷製の調理肉
・自家製料理の残り物

2. カロリー制限ダイエットとは違い、フル・ダイエット（本プログラム）ではレストランで美味しいものが食べられます。我慢する必要はありません。メニューから、魚や肉、野菜、サラダ、チーズなどを選びましょう。また、巻末の「レシピ集」も見てください。レストランのメニューに載っているような、プログラムにぴったりの料理のアイデアが得られるでしょう。

たいていのレストランでは、頼めばメニューの内容を変更してくれます。たとえば、メニューではステーキにフライドポテトが添えられている場合、フライドポテトをサラダや、野菜のバター炒め、ロースト野菜と交換してもらえます。交換をお願いすることに気が引ける人もいるかもしれません。私の患者にも、最初はそう感じていた人がいました。しかし、実際にはレストランやホテルは快くリクエストに応じてくれるものです。それがわかった後は、患者たちは身体に正しい燃料を与えることのできる素晴らしい食事を楽しんでいます。

3．知人の家でコーヒーやアフタヌーンティーを楽しみたいときは、フルーツの盛り合わせや「レシピ集」にあるトリュフのチョコレート（P328）などを手土産として持参しましょう。

4．知人の家での昼食や夕食に招待されたら、普段どのようなものを食べているかを事前に伝えておきましょう。ホストは、ゲストであるあなたに快適な時間を過ごしてもらいたいと思っています。こちらの食事の好みを伝えれば、ホストは親切に対応してくれるでしょう。ベジタリアンであることや、食べられないものがあることを伝える場合と同じです。

質問6：プログラムの提案に従ってキッチンにある不要な食材を捨てました。ただし、オーガニックのココナッツシュガーは残したいのですが、いいでしょうか？

回答：砂糖は砂糖です。オーガニックのココナッツシュガーも、良いブランディングがされているだけで、砂糖であることに変わりはありません。同じことが、ブラウンシュガーやアガベシロップ、はちみつ（マヌカハニーを含む）、メープルシロップのような液体砂糖にも当てはまります。どれも普通の砂糖と同じように血糖値を急上昇させ、一部は脂肪として蓄積されてしまいます。

有機食品に注目したのはとても良い視点です。「有機食品はすべて健康に良い」という考えを持っている人は多くいます。しかし、有機（オーガニック）という言葉は農法を表しているだけで、必ずしも健康に良いとは限らないのです。

質問7：果物や野菜のスムージーやジュースをよく作りますが、プログラムとしては、これは問題ないでしょうか？

回答：スムージーやジュースは糖液です。ジュースを作る過程で水と糖分（ジュースやスムージー）が抽出され、食物繊維はミキサーによって分解されます（ジュースの場合、それは果肉として捨てられます）。りんごを食べることとりんごジュースを飲むことには大きな違いがあります。りんご1個には3gの食物繊維が含まれており、そのまま食べると小さじ2杯分の糖分が血液中に流れ込みます。一方、りんご1個を200mlのりんごジュースとして飲むと、食物繊維はほとんどが果肉として取り除かれているので、りんご1個をそのまま食べたときと比べて3分の1（1g）しかありません。またジュースを飲むと、小さじ9杯分の糖分が血液中に流れ込みます。これは食物繊維が少ないため腸内細菌の良いエサにはなりません。また、ジュースやスムージーに含まれる大量の糖分は、身体を脂肪蓄積モードに変えてしまいます。

質問8：ベジタリアンでもプログラムに参加できますか？

回答：もちろんです！　多くのベジタリアンがプログラムに参加し、大きな成果を上げています。「ＯＫ食品リスト」（Ｐ37）、「1週間サンプルメニュー」（Ｐ336）、「レシピ集」からもわかるように、ベジタリアンが食べられるものはたくさんあります。これらの食材やメニューは、ベジタリアンではないが植物由来の食品をもっと食べたいと思っている人たちにも最適です。

質問9：ナッツミルクのような非乳製品の代替乳は、怪しい成分が含まれていなければ良い選択肢になりますか？

回答：代替乳には、成分が怪しいものもあれば、単純なものもあります。たとえば、アーモンドと水と海塩だけを成分とするアーモンドミルクは、良い食品だと言えます。これらの成分はすべて馴染みがあり、発音できるものです。ですから、プログラムの食品リストに加えても問題ありません。

質問10：グルテンフリーのパンはどうですか？

回答：グルテンフリーとは、その食品にグルテンというタンパク質が含まれていないことを意味します。グルテンフリーでも、体内で糖に分解されることは変わらないので、プログラムが推奨する低糖質な食生活にはそぐわない食品です。またグルテンフリーのパンには、グルテンの食感や構造を模倣するために、様々な増量剤や増粘剤が加えられている場合もあります。ですから、グルテンフリーと表示された食品のラベルには充分な注意が必要です。

質問11：レーズンやデーツなどのドライフルーツはプログラムが推奨する食品ですか？

回答：グラム単位で見ると、レーズンやデーツ、ドライフルーツにはチョコレートと同じくらいの糖分が含まれています。つまりドライフルーツはインスリンレベルを高め、脂肪蓄積や体重増加につながるため、プログラムでは推奨していません。

質問12：なぜ一部の果物だけが推奨されているのですか？

回答：ベリー類のような果物が推奨されるのは低糖質であり、インスリンが分泌されにくく、脂肪蓄積への影響が少ないからです。

デザートという言葉は、もともとはディナーの席でのフルーツ料理のことを指していました。そのことは、果物にいかに糖分が多いかを物語っています。当時の人は、普段、あまり砂糖を口にしていなかったため、果物を食べるととても甘く感じられました。私はこのデザートの話を、バナナやぶどう、マンゴー、パイナップルなどの果物に特に糖分が多いことを説明するためによく用います。一方、本プログラムが推奨する果物は低糖質または中糖質なので、血糖値が安定し、インスリンレベルをコントロールできます。

質問13：推奨食品の適量が気になります。カロリー計算はしないとのことですが、食べる量は制限すべきでしょうか？

回答：プログラムを始める前、参加者の患者の多くは、長年、ダイエットに挑戦しては失敗するということを繰り返してきたために、空腹や満腹の感覚がよくわからなくなっています。適量を食べる感覚を取り戻すためには、本書が推奨する分量（「ＯＫ食品リスト」や「レシピ集」）を参考にしてください。慣れるまでは、これを目安にしてください。プログラムの食事をしばらく続けていると、空腹時に食べ、満腹時にやめることが自然にできるようになっていきます。

炭水化物中心の食事に慣れていると、これらのでんぷん質の食べ物で胃が膨らむ感覚を、食べるのをやめるタイミングの目安にしていることがあります。プログラムが推奨する食事では、そのような不快な満腹感はありません。そのため私の患者の中には、充分に食べたことを知るための手がかりを見つけるのに少し時間がかかる人もいます。この場合も、本書の分量に関するガイダンスが役立つでしょう。

また本プログラムでは、ダイエットに取り組んできた多くの人が長いあいだ避けてきたかもしれない、チーズやナッツ、全脂肪牛乳などの食品を推奨しています。そのため最初のうちは、これらの食品をどれくらい食べるのがいいのかを意識的に把握するよう努めましょう。炭水化物を多く含む食品以外であっても、あらゆる食べ物は血糖値を上昇させます。チーズ1切れは、トースト1枚に比べると血糖値はわずかにしか上昇しません。それでも、一度に大量のチーズを食べれば、それに対処するためにインスリンが必要になります。インスリンのレベルを低く保っていないと、脂肪を分解して体重を減らすことはできません。本プログラムでは、低糖質・低インスリンを重視します。これは食べ放題のダイエットではないのです。プログラムに従った食事を始める際は、本書が推奨する分量を目安にしてください。

質問14：食事時間枠を16時間程度閉めることが推奨されていましたが、これより長く閉めてもいいですか？

回答：他の質問にも当てはまることですが、重要なのはそれが自分にとって適切だと感じるかどうかです。研究結果によれば、16時間程度何も食べない時間を設けることで、食事時間枠の大きな効果が得られます。とはいえ、グレリンの空腹信号の特性や、毎日のスケジュール的に、16時間以上食べない時間帯を設けることが自分に合っていると感じるのなら、もちろんそうしても構いません。

質問15：運動するのに最適な時間帯はありますか？

回答：運動は、いつ行ってもかまいません。ただし1点だけ注意すべきは、就寝間際に激しい運動をすると、アドレナリンのような興奮ホルモンが分泌され、入眠を妨げる場合があることです。

食事時間枠が閉まっている朝一番に運動をすると、脂肪を燃やしやすいというメリットがあります。この時間では、すでに肝臓と筋肉に蓄えられているエネルギーが使い果たされているので、身体は脂肪のエネルギーを使おうとするからです。

一方、食事時間枠が開いているときに運動すると、食事をしたことで上がった血糖値を下げやすくするというメリットがあります。食後に血液中に流れ込んだ糖分が、脂肪に蓄えられる前に、筋肉や肺、心臓によってすぐに使われるからです。

質問16：運動前に何かを食べるべきですか？　運動後は、プロテインシェイクとスポーツドリンクのどちらを摂ればいいですか？

回答：運動前に食べる必要があるかどうかは、どんな運動をするかによります。散歩や、自転車通勤などの一般的な運動の場合は、何かを食べる必要はありません。身体に蓄えられているエネルギーで、充分に対応できるからです。しかし、トライアスロンや長距離走など、大量のエネルギーが必要になる長時間の運動をする場合は、事前に何かを食べておいたほうがいいでしょう。

運動後に「補給」や「回復」のためにスポーツドリンクやエナジーバー、エナジージェル、プロテインシェイクなどを摂取すべきという考えがあります。こうした製品を常用している人は、原材料を見てください。砂糖や人工甘味料、香料、他の疑わしい成分が多く含まれているはずです。たとえその製品がシンプルな原材料で作られていたとしても、それはプログラムが推奨するような食品ではないはずです。運動後に何かを食べる必要があると感じているのなら、超加工食品のスポーツ飲料・食品ではなく、プログラムが推奨する食品を選ぶことをおすすめします。

質問17：プログラムを実施すると、どのくらいの減量が期待できますか？　また、どのくらいの期間で結果が出ますか？

回答：平均すると、プログラムの参加者は以前の体重の14％を減量しています。当然ながら、これよりも痩せる人も、痩せない人もいます。胃バイパス手術をしたのと同等の、25％の減量に成功する人もいます。

以下の計算式を使うと、自分の現在の体重の14％が何キロになるかを計算できます。

現在の体重×０・14（14％）

たとえば、現在の体重が90キロだとすると、以下のように導けます。

90×０・14＝12・６キロ

この減量率は、開始時の体重と、どのくらいの減量を目指しているかなど、自分自身の状況に応じて考慮する必要があります。たとえば、体重70キロでプログラムを開始し、約6・5キロの減量を目指す場合、それは体重の9％になります。

減量のスピードは個人差が大きく、1週間で0・5キロから3キロ体重が減る場合があります。プログラム開始後、1週間で結果は出始めるはずです。これは、プログラムを継続するための勢いになります。

質問18：ここ3週間、体重が停滞しています。どうしたらいいですか？

回答：まず、その間にどんな行動を取っていたかを振り返りましょう。14個のプログラムツール（P257）と、各章の後半にある「チョイス」をどの程度実践していたかを確認します。体重が順調に減っていたときと、減らなくなったときの行動にはどんな違いがあるでしょうか。食事時間枠は守っているか、日常的に運動しているか、OK食品リスト（P37）に従った食事をしているか、食事の量が変わっていないかなどをチェックしましょう。私は基本的に、食事日記をつけることは好きではありません。忙しい日々を過ごしている中で、食べたものを毎回記録するのは面倒だからです。しかし、プログラム参加者の減量が停滞している場合に限り、3日間の食事内容（量を含む）と食事時間（回数）をスマートフォンに記録することをすすめます。毎日の運動や睡眠時間を記録してもいいでしょう。減量が停滞したとき（もしくはリバウンドしたとき）には、このように日記をつけることで、何か軌道から外れていないか、どうすればそれを修正できるかを把握しやすくなります。

プログラム参加者の体重減少のパターンが、直線的な下降曲線ではないことも心に留めておいてください。実際には、体重が減る週もあれば、変わらない週もあります。大切なのは、プログラムを継続することです。

1週間たっても体重が変わらないことにがっかりするプログラム参加者もいます。そのときは、プログラムを実践したことで活力が高まり、気分が明るくなり、食事をコントロールできるようになったなど、体重以外のメリットに目を向けるようにしましょう。もちろん、体重計の数字が減っているのを見るのは素晴らしいことです。しかし、それは他のプログラムがもたらす様々なメリットのひとつに過ぎないのです。

買い物リストのアイデア

まずお断りしておきたいのは、これは一度に買う食材のリストではありません。自分の食事プランに合わせて、この中から食品を選ぶ目安にしてください。プログラムを開始したばかりの参加者は、特にこのリストが食品の買い出しに役立ったと感じています。また、本書の美味しい料理を作るうえで、食材をパントリーや冷凍庫に常備しておくと便利です。

野菜

- キャベツ
- 芽キャベツ
- ブロッコリー
- カリフラワー
- ヤングコーン
- にんじん
- セロリ
- きゅうり
- 大根
- 白菜
- レタス
- ケール

・ルッコラ
・ベビーほうれん草（ベビーリーフ）
・香菜
・なす
・ズッキーニ
・ピーマン
・パプリカ
・トマト
・アボカド
・玉ねぎ
・エシャロット
・長ねぎ
・にんにく
・マッシュルーム
・冷凍ミックスベジタブル

果物

・ブルーベリー
・ラズベリー
・いちご
・りんご
・梨
・レモン
・ライム

卵

乳製品

・全脂肪牛乳（成分無調整牛乳）
・プレーンヨーグルト
・ギリシャヨーグルト（砂糖不使用のもの）

・ケフィア
・チェダーチーズ
・フェタチーズ
・モッツァレラチーズ
・パルメザンチーズ
・クリームチーズ
・ハロウミチーズ
・生クリーム
・クロテッドクリーム
・バター（有塩、無塩どちらでも可）
・乳製品以外の代替ミルク（原材料がシンプルなもの）

肉類

・鶏もも肉（皮付き）
・豚肉
・牛挽き肉
・牛ステーキ肉
・ラム肉
・ベーコン
・生ハム
・サラミ
・ソーセージ（豚肉、牛肉、鶏肉、ラム肉。肉の含有率が9割以上のもの）
・ハム、パテ（糖類が加えられていないもの）

魚介類

・新鮮な魚介類（下味が付いた調理済みのものやフライ用はNG）
・スモークサーモン（切り身や切り落とし）

乾物その他

・乾燥ハーブ、スパイス（チリパウダー、オレガノ、ミントなど）
・ナッツ（無添加、無塩のもの・ピーカンナッツ、クルミ、アーモンド、マカダミアナッツ、ピスタチオなど）
・ナッツバター（無糖、パーム油不使用のもの・ピーナッツバター、アーモンドバター、ヘーゼルナッツバターなど）
・種子類（亜麻仁／フラックスシード、麻の実／ヘンプシード、ごま、かぼちゃの種、ひまわりの種など）
・トマトピューレ
・パッサータ（あらごしトマトなど）
・トマト缶（カットまたはホール）

・ドライトマト
・ツナ缶
・バジルペースト
・アーティチョークのオイル漬け
・パプリカのオイル煮
・ザワークラウト
・オリーブ（缶詰または瓶詰）
・フムス（ひよこ豆）
・ワカモレ（アボカド）
・豆腐
・レンズ豆（乾燥または缶詰）
・ひよこ豆（缶詰）
・スイートコーン（缶詰・砂糖など不使用のもの）
・ダークチョコレート（カカオ分85～90％）
・ハーブティー（カモミール、ミントなど）

・フルーツティー
・紅茶
・コーヒー

調味料

・オリーブオイル
・塩、こしょう
・しょうゆ
・酢（白ワインビネガー、りんご酢など）
・マヨネーズ（怪しい材料が使われていないもの）
・タヒニ（ごまペースト）
・葛粉
・亜麻仁粉（フラックスシードパウダー）

冷凍食品

・冷凍ベリー（ラズベリー、ブルーベリー、いちご、ミックスベリーなど）
・冷凍ほうれん草
・冷凍いんげん
・冷凍玉ねぎ（カット）
・冷凍ブロッコリー
・冷凍カリフラワー
・冷凍カリフラワーライス
・冷凍グリーンピース
・冷凍鶏肉（もも肉、むね肉どちらでも可）
・冷凍魚介（タラ、サーモンなど）
・冷凍えび

memo

レシピ集

これから紹介するのは、私の患者やその家族、友人が長年にわたって調理し、楽しんできた、お気に入りの「プログラムレシピ」です。タネも仕掛けも添加物もありません。心と身体に栄養を与えてくれるこれらのレシピを、ぜひ堪能してください。

本プログラムで私が特に気に入っているのは、美味しい「本物の」食べ物を食べながら、体重を減らし、健康を取り戻せることです。これらのレシピを試せば、食べる喜びを再び味わえるようになります。見た目も味も良く、ホームパーティーで振る舞っても、ゲストはこれがダイエットプログラムの料理だと思わず、「いつもこんなに美味しいものを食べているんですね！」と褒めてくれるでしょう。

レシピは誰もが楽しめるものになっています。ベジタリアンやヴィーガン向けのメニューがあり、食材も柔軟に変更できます。味も自分好みに変えられます。忙しい平日向けに数分で作れるものもあれば、深い味わいを出すために少し手間をかけて作るものもあります。とはいえ、どのレシピも実生活の中で無理なく作れるようになっています。特別な調理器具は不要で、日常的に手に入る食材だけを使います。それでいて、しっかりとした味と風味を楽しめます。持ち運びや作りおきに便利なレシピは、マークを表示しています。また、できる限り食材を無駄にしないようなレシピを心がけました。

料理の腕に自信がないままプログラムに参加して、自分で作った料理の美味しさに驚いた人もいます。料理への自信が高まるにつれて、彼らのレパートリーも増えていきました。参加者のグループでは、ノウハウの共有や新しい料理のアイデアの話題で盛り上がり、同時に彼らの体重は減り、幸福感であふれていました。これらのレシピは、あなたにも同じ満足感と喜びを与えてくれるでしょう。どうぞ、素晴らしい料理と食事を存分に楽しんでください！

スクランブルエッグのスモークサーモン、マッシュルーム、ベビーほうれん草添え

所要時間 10分

材料（2人分）
バター……20g
マッシュルーム（薄切り）……200g
ベビーほうれん草（ベビーリーフ）……120g
卵（Lサイズ）……4個
生クリーム（または牛乳）……大さじ3
チャイブ（お好みで・みじん切り）……大さじ1
スモークサーモン（お好みで）……120g
塩、こしょう……各適量

■作り方

① フライパンにバターの半量を溶かし、泡が立つまで熱する。マッシュルームと塩、こしょう少々を加え、強火で3〜4分、時々揺すりながら、軽くきつね色になるまで炒める。フライパンから取り出す。

② 中火にし、ベビーほうれん草と水大さじ1（分量外）を加え、しんなりするまで炒める。1〜2分で火を止め、水気を軽く切ってフライパンから取り出す。

③ 弱火にし、フライパンに残りのバターを入れる。ボウルに卵を割り入れ、生クリーム（または牛乳）と塩、こしょう少々を入れて溶き、バターが香ばしくなってきたらフライパンに流し入れる。好みの加減になるまで軽くかき混ぜ、あればチャイブを加える。

④ 器に①のマッシュルーム、②のベビーほうれん草、③のスクランブルエッグ、スモークサーモン（お好みで）を盛り付ける。

ワンパン・フルモンティ

所要時間 25分

材料（2人分）
オリーブオイル……大さじ2
ベーコン……4枚
アスパラガス（お好みで・根元を落とし、縦半分に切る）……6本
ミニトマト（半分に切る）……10個
マッシュルーム（薄切り）……6個
ハロウミチーズ……4枚
卵（Lサイズ）……4個
チリフレーク……ひとつまみ
塩、こしょう……各適量

■作り方

① 大きめのフライパンを中弱火にかける。オリーブオイル大さじ1を入れ、熱くなったらベーコンを入れ、時々裏返して8分ほど焼く。
② ①のベーコンを片側に寄せ、フライパンのもう半分にアスパラガス（あれば）とミニトマトを入れる。塩、こしょうして、しんなりするまで炒める。ベーコンと一緒に取り出す。
③ フライパンに残りのオリーブオイルを入れ、片側にマッシュルーム、もう一方にハロウミチーズを入れる。ハロウミチーズは両面数分ずつ、きつね色になるまで焼き、マッシュルームも好みの加減まで炒める。フライパンから取り出す。
④ 必要ならオリーブオイル小さじ1（分量外）を加え、卵4個を割り入れる。ひとつまみのチリフレークと塩、こしょうを加え、好みの加減まで炒める。
⑤ ベーコン、アスパラガス、ミニトマト、マッシュルーム、ハロウミチーズ、スクランブルエッグを皿に取り分け、熱いうちに食べる。

ベジタリアン

トルコ風卵焼き

所要時間 25分

材料（2人分）

オリーブオイル……大さじ2
紫玉ねぎ（さいの目切り）……大1個
赤パプリカ（種を取って、さいの目切り）……1個
にんにく（薄切り）……3かけ
トマトピューレ……大さじ1
トマト缶（カット）……400g
レモンの皮……小さじ2
チリフレーク……小さじ1
パセリ（みじん切り）……大さじ2
香菜（みじん切り）……大さじ2
卵（Lサイズ）……4個
塩、こしょう……各適量

■作り方

① 大きめのフライパンにオリーブオイルを入れて中火にかけ、紫玉ねぎ、パプリカ、にんにくを入れる。時々混ぜながら、全体がしんなりしてきつね色になるまで10分ほど炒める。
② トマトピューレを入れて炒め合わせる。トマト缶を加えて全体を混ぜ、弱火にし、5〜6分とろみがつくまで煮る。
③ レモンの皮、チリフレーク、パセリ、香菜、塩を加えてよく混ぜる。
④ へこみを4か所作り、卵を割り入れる。ふたをして5分〜好みの加減になるまで火にかける。黒こしょうをかけ、熱いうちに食べる。

ヒント

・わざわざパセリや香菜を買う場合は、残りを刻んで製氷皿に入れ、少量の油を加えると冷凍保存がきく

ベジタリアン　持ち運びやすい　作りおき

フェタチーズと紫玉ねぎのエッグマフィン

所要時間 30分

材料（12個分・1人分2個）

オリーブオイル……大さじ2
紫玉ねぎ（薄切り）……大1個
にんにく（みじん切り）……2かけ
ベビーほうれん草（ベビーリーフ）……100g
卵（Lサイズ）……6個
フェタチーズ（またはチェダーチーズ・砕く）…… 75g
オレガノ（乾燥）……大さじ2
生クリーム……80mℓ
塩、こしょう……各適量

■作り方

① オーブンは180℃に予熱する。マフィン型にバターまたはオリーブオイル（分量外）をぬっておく。
② フライパンにオリーブオイルを熱し、紫玉ねぎとにんにくを入れ、きつね色になるまで8分ほど炒める。ベビーほうれん草を加え、水分がなくなってしんなりするまで炒めたら、火からおろす。
③ 大きなボウルに卵を割り入れ、フォークでよくかき混ぜる。フェタチーズ、オレガノ、生クリーム、塩ひとつまみ、こしょうたっぷりを加える。フォークでよく混ぜ、②を加える。
④ マフィン型に③を上から1㎝くらいまで流し入れる。熱したオーブンで15分ほど、ふくらんでこんがりするまで焼く。5分ほど冷まし、サラダや好みの野菜料理と一緒に食べる。

ヒント

・すぐに食べない場合は、網の上で完全に冷ましてから保存すること
・作りおきしたものは温め直してもよいし、冷めていても美味しいので、外出先に持っていくのもおすすめ!

ベジタリアン　作りおき

ブロッコリーとブルーチーズのスープ

所要時間 35分

材料（4人分）
オリーブオイル……大さじ1
バター（無塩）……10g
長ねぎ（刻む）……大1本
セロリ（茎・刻む）……3本
にんにく（薄切り）……3かけ
ローリエ……2枚
ブロッコリー（小房切り）……500g
ブイヨン（洋風だし）……800mℓ
牛乳……150mℓ
ブルーチーズ（またはチェダーチーズ・さいの目切りかすりおろし）……150g
塩、こしょう……各適量
【トッピング（お好みで）】
EV オリーブオイル、こしょう、パルメザンチーズ……各適量

■作り方

① 鍋にオリーブオイルとバターを熱し、長ねぎ、セロリ、にんにく、ローリエを入れる。長ねぎが柔らかくなり、にんにくがきつね色になるまで5～10分ほど炒める。
② ブロッコリーを加えて混ぜ、塩、こしょうで味をととのえ、ブイヨンを加える。沸騰したら、ブロッコリーの茎が柔らかくなるまで20分ほど煮る。
③ 牛乳とチーズを加え、チーズが溶けるまで混ぜたら火を止める。ハンディブレンダーかフードプロセッサーに移し、なめらかになるまでかくはんする。塩で味をととのえ、オリーブオイルをかけてこしょうをふり、パルメザンチーズを削る。

ヒント
・刻んだにんじんやセロリと一緒に食べると、さらに美味しい
・このスープは作りおきに最適。その場合は、分量を2倍にすれば冷蔵庫で3～4日間保存できる

ヴィーガン

カリフラワーとココナッツのタイ風スープ

所要時間
40分

材料（4人分）
ココナッツオイル……大さじ1
エシャロット（みじん切り）……2本
にんにく（みじん切り）……2かけ
しょうが（みじん切り）……3㎝分
レモングラス（お好みで・皮をむいて、みじん切り）……1本
カリフラワー（2㎝幅のざく切り）……700g（大1個分）
ナンプラー（ヴィーガンの場合はしょうゆ）……大さじ1
チリフレーク……小さじ1〜2
ココナッツミルク……400㎖
ライムの皮としぼり汁……各適量
香菜（みじん切り）……大さじ1

■作り方

① 大きめの鍋にココナッツオイルを入れて熱し、エシャロット、にんにく、しょうが、レモングラスを入れて5分ほど炒める。香りが立ったら、カリフラワーを加える。

② 全体を混ぜ合わせ、ナンプラー、チリフレーク、ココナッツミルク、水400㎖（分量外）を加える。煮立ったら弱火にし、カリフラワーの芯が柔らかくなるまで20〜25分ほど煮る。

③ 火からおろし、ハンディブレンダーかフードプロセッサーに移し、なめらかになるまでかくはんする。好みの濃さになったら、ライムの皮としぼり汁、香菜を加えてよく混ぜる。

ヒント
・余ったレモングラスは冷凍保存できる

15分以内で完成　ベジタリアン

ギリシャサラダ

所要時間 10分

材料（メイン2人分or副菜4人分）
きゅうり（一口大に切る）……1/2 本
トマト（一口大に切る）……大2個
ピーマン（種を取って、一口大に切る）……1個
紫玉ねぎ（さいの目切り）……小1個
パセリ（みじん切り）……大さじ2
オレガノ（乾燥）……大さじ2
レモンの皮……小さじ1
フェタチーズ（砕く）……200g
黒オリーブ（種を取って、半分に割る）……10 個
レモン汁……適量
EV オリーブオイル……大さじ3
塩、こしょう……各適量

■ **作り方**

① ボウルに調味料以外のすべての材料を入れ、軽く混ぜ合わせる。
② レモン汁とオリーブオイルを回しかけ、塩、こしょうで味をととのえる。

チキンティッカサラダ

所要時間 25分

材料（2人分）
鶏もも肉（皮付き、皮なしどちらでも可）……大2枚
ギリシャヨーグルト……60g
レモン汁……1/2個分
カレーペースト（砂糖や保存料が加えられていないもの）……小さじ山盛り1
【サラダ】
ロメインレタス（せん切り）……1個
きゅうり（ピーラーで薄くスライス）……1/2本
ミニトマト（半分に切る）……10個
アボカド（スライス）……1個
【ドレッシング】
レモン汁……1/2個分
EV オリーブオイル……大さじ2
ミント（乾燥）……小さじ1
塩、こしょう……各適量

■作り方

① ボウルに鶏肉を入れ、ギリシャヨーグルト、レモン汁、カレーペーストを加えてもみ込む。
② 天板にアルミホイルを敷き、①をのせる。強火でよく熱したグリルで、様子を見ながら片面8分ずつ焼く。
③ 鶏肉を焼いている間に【サラダ】を作る。ボウルにロメインレタス、きゅうり、ミニトマトを入れて混ぜ合わせる。器に盛り、アボカドのスライスを添える。
④ 小さなボウルに、【ドレッシング】のすべての材料を入れて泡立て器で混ぜ、③にかける。②をグリルから取り出し、スライスしてサラダの上にのせる。

15分以内で完成

ツナのニース風サラダ

所要時間 15分

材料（2人分）

卵（Lサイズ）……3個
いんげん……100g
ロメインレタス（またはお好みのレタス・せん切り）……1個
紫玉ねぎ（お好みで）……1個
ミニトマト（半分に切る）……12個
セロリ……2本
オリーブ（種を取って、半分に切る）……12個
ツナ缶（オイル漬け）……145g×2缶
【ドレッシング】
オリーブオイル……大さじ2
マスタード（粒でもよい）……小さじ1
レモン汁……適量
塩、こしょう……各適量

■作り方

① 卵は半熟にするなら6分半、固めにするなら10分ゆでる。いんげんも5分ほどゆで、水気をきっておく。
② レタスを皿に分け、紫玉ねぎ（あれば）、ミニトマト、セロリ、オリーブ、①のいんげんを盛る。卵は殻をむいて半分に切って盛る。ツナ缶は余分な油をきって、上からまぶしかける。
③ 小さめの清潔なジャム瓶などに、【ドレッシング】の材料すべてを入れてシェイクし、サラダにかける。

ヒント
・ツナにマヨネーズ（大さじ2）と調味料を混ぜてツナマヨを作り、ドレッシングの代わりにしても美味しい
・レモン汁を絞った後、皮を大きなジャグに入れて炭酸水を加えて冷蔵庫で数時間置くと、美味しいレモネードができる

ベジタリアン

アスパラとチーズのアーモンドタルト

所要時間
50分

材料（20㎝1台・6人分）

【タルト台】
アーモンドパウダー……250g
バター（無塩・室温に戻す）……75g
塩……ひとつまみ

【フィリング】
リコッタチーズ……100g
卵（Lサイズ）……2個
卵黄……2個
生クリーム……200㎖
パルメザンチーズ……100g
タラゴン（お好みで）……大さじ1
黒こしょう……少々
アスパラガス（根元を落とす）……150g

■作り方

① オーブンは180℃に予熱する。20㎝の丸型にクッキングシートを敷く。
② ボウルにアーモンドパウダー、バター、塩を入れ、手でバターを擦り込みながら生地をこねる。
③ 生地を平らな円盤状にし、型に敷く。タルト台を埋めるように優しく押し出し、できるだけ均等になるようにして側面にも押し上げる。タルト台にフォークを刺し、オーブンで焼き色がつくまで15分ほど焼く。
④ タルト台を焼いている間に【フィリング】を作る。ボウルにリコッタチーズと卵を泡立てる。リコッタチーズが充分に混ざったら、卵黄と生クリームを加える。最後にパルメザンチーズ、タラゴン（あれば）、黒こしょうを加えて混ぜる。
⑤ 焼けた③のタルト台に④を流し入れ、その上にアスパラガスをそっとのせる。オーブンで30～35分、真ん中が少し揺れる程度に焼く。

ヒント
・パルメザンチーズに塩気があるので、塩を加える必要はなし
・余った卵白は冷凍しておけば、卵白オムレツやフリッタータ（P313）に追加できる
・温めていんげんと一緒に、または冷やしてサラダと一緒に食べると美味しい

■作り方

① オーブンは190℃に予熱する。

Ⓐマッシュルーム＆生ハム

② 耐熱のフライパンにバターを入れ、中火で溶かす。紫玉ねぎを入れて数分炒め、しんなりしてきたらマッシュルームを加える。

③ 強火にして、マッシュルームから水分が出なくなり、きつね色になるまで8～10分よく炒める。ベビーほうれん草を加えてさらに1～2分炒める。

④ 火を弱め、大きめの計量カップに卵を割り入れ、フォークでよくかき混ぜ、塩をひとつまみ、こしょうを多めにふって混ぜる。

⑤ ③に④とチェダーチーズを加えて軽く混ぜる。卵がスクランブルエッグのようになるようにかき混ぜる。

⑥ 半熟で、生ハムを卵の上に押し付けるようにのせて火を止める。フライパンをオーブンに入れて10～12分ほどこんがりするまで焼く。

Ⓑグリーンピース＆ミント

② 長ねぎをバターで5～8分ほどしんなりするまで炒め、グリーンピースを冷凍のまま加えてさらに2分炒める。ミントと溶き卵、塩、こしょうを加え、半熟になったら、山羊チーズを加える。フライパンをオーブンに入れて10～12分ほどこんがりするまで焼く。

Ⓒ唐辛子＆チョリソー

② 紫玉ねぎと赤唐辛子をバターで10分、きつね色になるまで炒める 。チョリソー（あれば）を加え、さらに5分炒める。卵を溶き入れ、パプリカパウダー、ガーリックパウダー、パセリ、塩、こしょうを加えて混ぜる。半熟になったら、チェダーチーズを加える。フライパンをオーブンに入れて10～12分ほどこんがりするまで焼く。

ヒント

- ポイントは、卵を入れる前に野菜を少し炒めておくこと。少し生焼けの状態でも最後に火が通ればよい
- シンプルなグリーンサラダや蒸した野菜と合わせるのがおすすめ。冷めても美味しいので、お弁当やピクニックに持っていくのにもぴったり
- フリッタータは、残り野菜を使うのにも最適な料理
- ミントが余ったらフレッシュミントティーを作れる。冷凍しておいてもよい

持ち運びやすい

3種のフリッタータ

所要時間 各30分

Ⓐ マッシュルーム&生ハム

材料(6人分)

バター(無塩)…… 75g
紫玉ねぎ(薄切り)…… 大1個
マッシュルーム(薄切り)…… 300g
ベビーほうれん草(ベビーリーフ)…… 200g
卵(Lサイズ)…… 10個
チェダーチーズ(すりおろし)…… 200g
生ハム(スライス)…… 6枚(お好みで)
塩、こしょう …… 各適量

Ⓑ グリーンピース&ミント

材料(6人分)

バター(無塩)…… 75g
長ねぎ(縦半分に切り5mm幅の半月切り)…… 1本
冷凍グリーンピース …… 200g
ミント(みじん切り)…… 大さじ1
卵(Lサイズ)…… 10個
山羊チーズ(フェタチーズなど・ぶつ切り)…… 200g
塩、こしょう …… 各適量

Ⓒ 唐辛子&チョリソー

材料(6人分)

バター(無塩)…… 75g
紫玉ねぎ(薄切り)…… 2個
赤唐辛子(種を取って、ぶつ切り)…… 2本
チョリソー(お好みで・さいの目切り)…… 100g
卵(Lサイズ)…… 10個
パプリカパウダー …… 大さじ1
ガーリックパウダー …… 小さじ1
パセリ(みじん切り)…… 大さじ2
チェダーチーズ(すりおろし)…… 200g
塩、こしょう …… 各適量

作りおき　ベジタリアン

所要時間 40分

ダール（豆のスープ）と簡単ピクルス

材料（4人分）

【ダール】

レンズ豆（乾燥）……300g
オリーブオイル（またはギー）……大さじ1
冷凍ほうれん草……8株
にんにく（すりおろし）……3かけ
しょうが（皮をむいて、すりおろす）……3㎝分
ガラムマサラ……小さじ2
チリフレーク（お好みで）……小さじ1

【ピクルス】

紫玉ねぎ（さいの目切り）……1個
トマト（種を取って、さいの目切り）……2個
きゅうり（さいの目切り）……1/2 個
ミント（みじん切り）……小さじ1
レモン汁……1個分
塩、こしょう……各適量

プレーンヨーグルト……適量

■作り方

①【ダール】を作る。レンズ豆はざるにあけて流水で洗い、鍋に入れる。水1ℓ（分量外）を加えて沸騰させる。アクを取りながら10分ほどゆでる。
②レンズ豆をゆでている間、別の鍋にオリーブオイル（またはギー）を入れて熱し、ほうれん草、にんにく、しょうが、ガラムマサラ、チリフレーク（あれば）を加え、よく混ぜながら全体に火を通す。
③レンズ豆は火を弱め、水分がほぼなくなるまでさらに10～15分煮る。②を加え、好みの固さになるまでさらに煮る。
④【ピクルス】を作る。ボウルに紫玉ねぎ、トマト、きゅうり、ミントを入れ、レモン汁と塩、こしょうを加えて混ぜる。③に添え、ヨーグルトをかけて食べる。

ヒント

・ピクルスの分量を2倍にして残りを取っておくと、サラダや炒めもの、メゼの盛り合わせ（P315）など、様々な料理に使える。冷蔵庫で8週間保存可

メゼ(トルコ風オードブル)の盛り合わせ

所要時間 20分

材料（メイン2人分or前菜4人分）

【フムス】
白いんげん豆（またはバタービーンズ・缶詰・水をきって洗う）……400g
タヒニ（または白練りごま）……大さじ2
オリーブオイル……大さじ2
クミンパウダー……小さじ 1/2
にんにく（粗みじん切り）……1かけ
レモン汁……1個分
ベビーほうれん草・ベビーリーフ（または赤パプリカ・お好みで）……100g
塩、こしょう……各適量

【ザジキソース】
ギリシャヨーグルト……250g
きゅうり（すりおろして水気を絞る）……1本
ミント（乾燥）……大さじ2
にんにく（すりおろし）……1かけ
黒こしょう……少々

【野菜付け合わせ・お好みで】
にんじん、きゅうり、セロリ、ピーマン、パプリカ（それぞれスティック）、ラディッシュ、スナップエンドウ、カリフラワー、ブロッコリー（好みの加減にゆでる）
サラミ、チョリソー、ドライトマト、オリーブ

■作り方

① 【フムス】を作る。ミニチョッパーかフードプロセッサーに塩、こしょう以外のすべての材料を入れ、なめらかになるまでかくはんする。塩、こしょうで味をととのえ、器に盛る。
② 【ザジキソース】を作る。ボウルに黒こしょう以外のすべての材料を入れて混ぜ、黒こしょうで味をととのえ（塩を入れるときゅうりの水分が出て水っぽくなるので入れないこと）、器に盛って冷蔵庫で冷やす。
③ 器に野菜や付け合わせを盛り、【フムス】と【ザジキソース】につけて食べる。

ヒント
・時間がない場合は、市販のフムスを使っても便利

作りおき　冷凍保存可　ベジタリアン

野菜のティッカマサラ カリフラワーライス添え

所要時間 2時間 作業15分

材料（6人分）

【カレー】

オリーブオイル（またはギー）……大さじ1
セロリ（皮をむいて、2cm角に切る）……1本
なす（2cm角に切る）……2本
玉ねぎ（さいの目切り）……2個
赤パプリカ（種を取って2cm角に切る）……3個
カレーペースト（砂糖や保存料が使われていないもの）……大さじ3
トマト缶（カット）……400g
ココナッツミルク……400mℓ
ココナッツクリーム……160mℓ
ひよこ豆（缶詰・水気をきって洗う）……400g
香菜（みじん切り）……大さじ2
黒こしょう……少々

【カリフラワーライス】

オリーブオイル（またはギー）……大さじ1
カリフラワー（ブレンダーまたは包丁で米粒程度に細かく刻む）……1株

■作り方

① 【カレー】を作る。鍋にオリーブオイル（またはギー）を熱し、セロリ、なす、玉ねぎを加え、強火で10～15分、なすがしんなりし、セロリに色が付くまで炒める。

② パプリカとカレーペーストを加え、他の野菜に絡めるように混ぜる。火を弱め、トマト缶を木べらでほぐしながら加え、ココナッツミルクとココナッツクリームを加える。

③ ひよこ豆を加えて混ぜ合わせ、ひと煮立ちさせてから火を弱め、カレーが鍋にくっつかないように時々かき混ぜながら、1時間ほど煮込む（とろみをつけたい場合はさらに10分）。器に盛り、香菜と黒こしょうをかける。

④ 【カリフラワーライス】を作る。フライパンにオリーブオイル（またはギー）を熱し、カリフラワーを入れて強火で2～3分、きつね色になるまで炒める。器に【カレー】と一緒に盛る。

ヒント

・カリフラワーライスに香菜やターメリックを加えたり、刻んだマッシュルームと一緒に炒めたり、ドライココナッツを加えてアレンジするのもおすすめ

作りおき　冷凍保存可

なすのパルミジャーナ　ラザニア風

所要時間
1時間30分
作業30分

材料（6人分）

オリーブオイル……大さじ2
玉ねぎ（さいの目切り）……大1個
セロリ（さいの目切り）……4本
牛挽き肉（お好みで）……500g
トマトピューレ……大さじ2
パッサータ（あらごしトマトなど）……680g
ミックスハーブ……大さじ1
オレガノ（乾燥）……大さじ1
赤ワインビネガー……大さじ1
なす（1.5㎝の輪切り）……大2本
モッツァレラチーズ（ボール）……125g×3
バジル……25g
パルメザンチーズ（すりおろし）……100g
塩、こしょう……各適量

■作り方

① 鍋にオリーブオイルを入れて熱し、玉ねぎとセロリを入れてしんなりするまで5分ほど炒める。牛挽き肉（あれば）を加え、木べらでほぐしながら赤みがなくなるまで5分ほど炒める。
② トマトピューレを加え、全体に絡むようにかき混ぜながら1分炒め、パッサータ、ミックスハーブ、オレガノ、赤ワインビネガーを加える。沸騰したら火を弱め、とろみがつくまで40～50分煮る。
③ トマトソースを煮ている間、フライパンを熱し、なすの片面にオリーブオイル（分量外）を刷毛でぬり、重ならないように並べる（量が多いので、2～3回に分けて焼く）。そのまま4～5分、こんがりときつね色になったら裏返して4～5分焼いて皿に移す。
④ モッツァレラチーズはちぎってキッチンペーパーに挟んで、軽く叩いて水きりする（こうしないと、パルミジャーナが水っぽくなってしまう）。
⑤ オーブンは190℃に予熱する。②のソースにとろみがついたら火を止め、耐熱皿に3分の1ほどを流し入れる。③のなす半量をその上に重ね、バジル、④のモッツァレラチーズ少々を加え、パルメザンチーズをふりかける。同じ手順で、材料がなくなるまで繰り返し重ねていく。
⑥ 天板に⑤を置き、温めたオーブンで25～30分、チーズがきつね色になって全体が泡立つまで焼く。グリーンサラダや蒸し野菜と一緒に食べる。

ヒント
・冷めたままでも、温め直しても美味しい

ヴィーガン

豆腐とミックスベジタブル炒め

所要時間
30分

材料（2人分）

木綿豆腐……280g
EV オリーブオイル……大さじ2〜
にんにく（すりおろし）……4かけ
しょうが（すりおろし）……5cm分
赤唐辛子（細かく刻む）……2本
ピーマン（種を取って、適当な大きさに切る）……2個
いんげん（両端を落とす）……100g
香菜（ざく切り）……2本
にんじん（ピーラーで薄くスライス）……大1本
ズッキーニ（ピーラーで薄くスライス）……1本
もやし……150g
カシューナッツ（粗みじん切り）……50g
香菜（葉・みじん切り・トッピング）……大さじ2

■作り方

① 豆腐は1cm幅に切り、キッチンペーパーで挟んでまな板を置き、重しをして10分ほど水きりする（カリッとした仕上がりになる）。
② フライパンにオリーブオイルを熱し、豆腐を入れてきつね色になるまで片面2〜3分ずつ焼く。取り出して、キッチンペーパーの上に置く。
③ オリーブオイルを足し、にんにく、しょうが、赤唐辛子を入れ、香りが出るまで30秒ほど炒め、ピーマンといんげんを加える。よく混ぜながら4〜5分炒め、香菜の茎を加えてさらに1分炒める。
④ 最後ににんじん、ズッキーニ、もやし、香菜の葉を加えて2〜3分ほど炒め、野菜がしんなりするまで炒めたら、豆腐を鍋に戻して混ぜる。皿に移し、カシューナッツと香菜を散らし、仕上げにオリーブオイルを回しかける。

ヒント

・炒め物用のカット野菜があれば、この料理にぴったり。時間の節約にもなる
・カシューナッツをオーブンなどでローストしてから使うと、ナッツ本来の味わいが増す

クリスピー・ベイクドチキン セロリチップス添え

所要時間
1時間
作業10分

材料（2人分）

卵……2個
鶏もも肉（皮付き）……2枚
鶏手羽元……4本
オリーブオイル……適量

【セロリチップス】
セロリ（筋を取って、2㎝幅に切る）……大1本
オリーブオイル……大さじ2
塩、こしょう……各適量

【アーモンドスパイスミックス】
アーモンドパウダー……80g
亜麻仁粉（フラックスシードパウダー）……20g
パプリカパウダー……小さじ2
カイエンペッパー……小さじ1
オレガノ（乾燥）……大さじ1
タイム（乾燥）……小さじ1
ガーリックパウダー……小さじ1
オニオンパウダー……小さじ1
塩、こしょう……各適量

■作り方

① オーブンは210℃に予熱する。天板にクッキングシートを敷いておく。
② 鍋にたっぷりの水（分量外）を入れ、セロリを入れて沸騰させる。弱火で6分ゆで、ざるに上げて蒸らす。天板にセロリを並べ、オリーブオイルを回しかけて塩、こしょうをする。
③ バットに【アーモンドスパイスミックス】の材料をすべて入れて混ぜ合わせる。別のバットに卵を割り入れ、フォークで溶く。
④ 鶏肉は1枚（1本）ずつ溶き卵をつけ、【アーモンドスパイスミックス】をまぶして別の天板にのせ、オリーブオイルを軽くかける。
⑤ 2枚の天板（1枚はセロリ、もう1枚はチキン）を温めたオーブンに入れ、45～50分焼く。25分経ったらセロリを取り出し、ひっくり返す。セロリがきつね色になり、鶏肉の皮がカリカリになったら、でき上がり。グリーンサラダや他の野菜レシピと一緒に食べる。

ベジタリアン　持ち運びやすい

ナットロースト（ベジタリアン・ミートローフ）

所要時間 1時間30分 作業30分

材料（4人分）

オリーブオイル……大さじ2
紫玉ねぎ（さいの目切り）……1個
セロリ（さいの目切り）……2本
赤パプリカ（種を取って、さいの目切り）……1本
にんじん（皮をむいて、さいの目切り）……大1本
マッシュルーム（さいの目切り）……250g
にんにく（みじん切り）……4かけ
レンズ豆（乾燥）……150g
トマトピューレ……大さじ2
オレガノ（乾燥）……大さじ1
パプリカパウダー……小さじ2
好みのナッツ（クルミ、アーモンド、ピーカンナッツなど・粗く砕く）……160g
卵（Lサイズ・溶いておく）……3個分
チェダーチーズ……150g
パセリ（みじん切り）……大さじ2
クレソンやルッコラ……60g
ミニトマト（半分に切る）……200g
オリーブオイル……適量
赤ワインビネガー……少々
塩、こしょう……各適量

■作り方

① オーブンは180℃に予熱する。耐熱皿にクッキングシートを敷いておく。
② フライパンにオリーブオイルを熱し、紫玉ねぎ、セロリ、赤パプリカ、にんじんを入れて2〜3分炒める。マッシュルームを加え、しんなりして水分が出なくなるまでさらに12〜15分炒める。
③ にんにくを加えて30秒炒め、レンズ豆とトマトピューレを加える。よく混ぜながら2分炒め、冷水325mℓ（分量外）、オレガノ、パプリカパウダー、ナッツを加え、レンズ豆がふくらむまで、5分ほど煮る。火を止め、溶き卵、チェダーチーズ、パセリを加えて混ぜ、塩、こしょうで味をととのえる。
④ 裏ごし器をセットした耐熱皿に③を流し入れ、スプーンの背で平らにし、ホイルをかぶせる。温めたオーブンで30分焼き、ホイルを外してさらに30〜40分、ナッツの端がきつね色になるまで焼く。オーブンから出し、5分ほど冷ます。
⑤ クレソンやルッコラ、ミニトマトを添え、オリーブオイルと赤ワインビネガーを回しかける。

鶏むね肉のグリル サテソースと野菜炒め

所要時間 25分

材料（2人分）

鶏むね肉（皮付き）……2枚
EVオリーブオイル……大さじ3
茎ブロッコリー（スティックセニョール）……200g
芽キャベツ（せん切り）……350g
ガーリックパウダー……小さじ1
ごま……小さじ1
黒こしょう……少々

【サテソース】
ココナッツクリーム……180mℓ
ピーナッツバター（無糖・クランチタイプ）……20g
ライム果汁……大1個分
しょうゆ……小さじ1
チリフレーク……小さじ1

■作り方

① 天板にアルミホイルを敷いておく。
②【サテソース】を作る。ボウルにココナッツクリームとピーナッツバターを入れて泡立て器で混ぜ、ライム果汁、しょうゆ、チリフレークを加えてよく混ぜる。
③ 大きめのクッキングシートの上に鶏肉を1枚置き、クッキングシートを折りたたみ、めん棒で1.5cmくらいの厚さに伸ばす。もう1枚も同様に行う。
④ 天板に③を並べ、オリーブオイル大さじ1を回しかけ、黒こしょうをふる。強火でよく熱したグリルで8分焼き、裏返してさらに8分焼く。
⑤ 鶏肉を焼いている間、フライパンにオリーブオイル大さじ2を入れて熱し、茎ブロッコリーを加える。2分ほど焼いたら、水80mℓ（分量外）を加えてふたをし、5分ほど蒸し焼きにする。ふたを取って、芽キャベツ、ガーリックパウダー、ごまを加え、しんなりするまで炒める。
⑥ ④の鶏肉を取り出し、少し置いてからスライスする。②のサテソースをかけ、⑤の野菜と一緒に盛る。

ヒント

・鶏むね肉の代わりにサーモンを使っても美味しい
・ライムは、果汁を搾る前に皮をむき、皮を乾燥させておくと、トッピングやハーブティーに使え、無駄なく使いきれる

タラの蒸し煮
レタス、グリーンピース、クレームフレーシュ添え

所要時間
15分

材料（2人分）
オリーブオイル……大さじ1
バター……20g
リーフレタス（半分に切る）……小2個
冷凍グリーンピース……200g
タラ切り身（皮なし）……2切れ
クレームフレーシュ（またはサワークリーム）……大さじ3
パセリ（みじん切り）……大さじ1
レモン汁……1/2 個分
塩、こしょう……各適量

■ 作り方

① フライパンにオリーブオイルとバターを入れて弱火で熱し、半分に切ったリーフレタスを4つ、切り口を下にして入れる。2分ほど焼き、グリーンピースを冷凍のまま加える。
② 4分ほど炒めたらフライパンの片側に寄せ、タラを入れる。1分ほど加熱してクレームフレーシュ（またはサワークリーム）を加える。フライパンを軽く回しながら、クレームフレーシュをバターに溶かし、乳化させてソースにする。
③ 3分ほど経ったらタラとリーフレタスを裏返して2〜3分炒める。パセリ、レモン汁、塩、こしょうを加えて混ぜ、温かいうちに食べる。

ヒント

・クレームフレーシュとは、生クリームに乳酸菌を加えて発酵させた、フランスやイギリスでおなじみの発酵クリーム。なければサワークリームや水切りヨーグルトでも OK

イカのフリット　タルタルソース添え

所要時間 20分

材料（2人分）

イカ（1.5cmの輪切り）……400g
卵（Lサイズ）……1個
アーモンドパウダー……100g
パプリカパウダー……小さじ1
ガーリックパウダー……小さじ1
塩、こしょう……各適量
オリーブオイル（揚げ油）……適量
レモン（くし切り）……適量

【タルタルソース】
マヨネーズ……大さじ2
ギリシャヨーグルト……大さじ2
ケイパー（洗って水気を絞ってみじん切り）……大さじ1
ピクルス（みじん切り）……小2本
ターメリックパウダー……小さじ1
パセリ（みじん切り）……大さじ1
レモンの皮とレモン汁（お好みで）……1個分
塩、こしょう……各適量

■作り方

① 【タルタルソース】を作る。小さいボウルにすべての材料を入れてよく混ぜる。レモン汁はお好みで調整する。

② イカはキッチンペーパーでよく水気をふく（冷凍を使う場合はとくに）。バットに卵を溶く。別のバットにアーモンドパウダー、パプリカパウダー、ガーリックパウダー、塩、こしょうを入れて混ぜる。

③ イカを溶き卵にくぐらせ、アーモンドミックスに絡ませる。フライパンに深さ1cmほどのオリーブオイルを中火で熱し、重ならないように数回に分けてイカを揚げる。衣がきつね色になるまで、片面1分ずつが目安。タルタルソースと一緒に盛り、レモンを添える。

ヒント

- パプリカやズッキーニにオリーブオイルとひとつまみのオレガノをかけ、200℃のオーブンで 20 ～ 25 分ローストして一緒に食べると相性抜群
- 残ったケイパーは、レモンとクリームチーズをのせたスモークサーモンにかけたり、サラダに散らすなどして使える

ラムとハロウミケバブ
ルッコラ、ヨーグルト、ミントのドレッシング添え

所要時間
20分
（漬け込む時間は除く）

材料（2人分）
【ケバブ】
ラム肉（さいの目切り）……400g
ハロウミチーズ（3cm角に切る）……200g
赤パプリカ（種を取って、3cm角に切る）……1個
紫玉ねぎ（くし形切り）……1個
オリーブオイル……大さじ1
オレガノ（乾燥）……大さじ1
ミント（乾燥）……小さじ2
ガーリックパウダー……小さじ 1/2
レモンの皮……1個分
【サラダ】
ルッコラ……100g
ヨーグルト……大さじ2
レモン汁……1/2 個分
ミント（みじん切り）……大さじ1
塩、こしょう……各適量

■作り方

① ボウルに【ケバブ】のすべての材料を入れ、よく混ぜ合わせる。ふたをして冷蔵庫に入れ、1時間以上（できれば一晩）漬け込む。
② 金属串4本に材料が均等に配分されるように刺す。
③ 強火でよく熱したグリルに、②のケバブを火のすぐ下に置く。ラムに火が通り、ハロウミチーズの一部がきつね色になってカリカリになり、赤パプリカと紫玉ねぎが柔らかくなるまで 15 ～ 20 分ほど焼く。火の通りが均一になるように5分おきくらいに串を回す。
④ 皿にルッコラを盛り、ヨーグルト、レモン汁、ミントを混ぜ合わせてかける。ケバブを皿に2本ずつのせる。塩、こしょうで味をととのえながら食べる。

ローストチキンと野菜のトレイベイク

所要時間
1時間15分
作業15分

材料（2人分）

鶏もも骨付き肉（皮付き）……4本
パプリカ（種を取って一口大に切る）……2個
紫玉ねぎ（8等分のくし切り）……2個
なす（皮をむいて一口大に切る）……1本
ズッキーニ（一口大に切る）……大1本
にんにく（皮付き）……6かけ
オリーブオイル……大さじ1
タイム（乾燥）……小さじ1
パプリカパウダー……小さじ 1/2
チリフレーク（お好みで）……小さじ 1/2
ガーリックパウダー……小さじ 1/2
赤ワインビネガー……大さじ1
タイム（お好みで）……大さじ1
塩、こしょう……各適量

■作り方

① オーブンは 200℃に予熱する。
② 鶏肉に塩、こしょうをし、熱したフライパンに皮目を下にして入れ、弱火で10 分焼く（こうすることで脂が溶け出し、皮がパリッと焼き上がる）。
③ 天板にパプリカ、紫玉ねぎ、なす、ズッキーニ、にんにくを入れる。オリーブオイルを回しかけ、タイム、パプリカパウダー、チリフレーク（お好みで）、ガーリックパウダーをふりかける。全体になじませたら、②の鶏肉を野菜の中に置き、肉汁も野菜の上にかける。
④ 温めたオーブンに入れて 25 分、取り出して野菜を裏返し、さらに 25 分焼く。野菜が柔らかくなり、鶏肉の中まで火が通ったら、赤ワインビネガーをかけ、タイムを添える。

ヒント

・そのまま食べても、残ったら冷やしてサラダと一緒に食べても美味しい
・スライスしたチョリソーを耐熱皿に加えるといいスパイスになる。ベジタリアン向けには、レシピから肉をすべて省き、野菜の量を増やす

作りおき　冷凍保存可

チリコンカンのチェダーチーズ、アボカド、サワークリーム添え

所要時間
2時間
作業30分

材料（6人分）

【チリコンカン】

オリーブオイル……大さじ2
紫玉ねぎ（さいの目切り）……1個
赤パプリカ（種を取って、さいの目切り）……1個
セロリ（さいの目切り）……3本
ズッキーニ（すりおろし）……大1本
にんにく（すりおろし）……3かけ
トマトピューレ……大さじ2
オレガノ（乾燥）……大さじ2
チリパウダー（お好みで）……小さじ1〜2
クミンパウダー……小さじ1
コリアンダーパウダー……小さじ1
牛挽き肉……750g
トマト缶（みじん切り）……400g
ビーフストック（またはブイヨンなど）……300g
塩、こしょう……各適量
香菜（みじん切り）……20g

【トッピング】

チェダーチーズ（すりおろし）……120g
アボカド（スライス）……3個
サワークリーム……大さじ6

■作り方

① フライパンにオリーブオイルを熱し、紫玉ねぎ、パプリカ、セロリ、ズッキーニ、にんにくを入れてよく混ぜ合わせる。全体が柔らかくなり、少し色が付き始めるまで、よくかき混ぜながら10分炒める。
② トマトピューレとオレガノを加え、さらに2分炒める。チリ、クミン、コリアンダーパウダー、牛挽き肉を加え、スプーンで挽き肉をほぐしながらよく炒める。
③ 肉に赤い部分がなくなったらトマト缶を加えて混ぜ、ビーフストック（またはブイヨンなど）と塩、こしょうを加える。沸騰してきたら火を弱め、15分ごとにフライパンの底をかき混ぜながら1時間煮込む。
④ とろみがついたら香菜を加えて混ぜ、火を止める（もっととろみをつけたい場合はさらに10〜15分煮込む）。熱々のうちに、チーズ、アボカド、サワークリームを添えて食べる。

ヒント

- 蒸したブロッコリーも付け合わせによく合う
- たくさん作るのもおすすめ。余ったチリコンカンは冷ましてから冷凍しておくと、いつでも簡単に食べられる

作りおき　冷凍保存可

ボロネーゼとコジェッティ（ズッキーニのヌードル）

所要時間
1時間30分
作業30分

材料（6人分）

【ボロネーゼ】
オリーブオイル……大さじ2
玉ねぎ（さいの目切り）……大1個
にんじん（皮をむいて、さいの目切り）……大2本
セロリ（さいの目切り）……3本
にんにく（すりおろし）……4かけ
トマトピューレ……大さじ2
オレガノ（乾燥）……大さじ1
ナツメグパウダー……小さじ1/2
牛挽き肉……750g
ローリエ……3枚
トマト缶（カット）……400g×2
赤ワインビネガー……大さじ1
牛乳……100mℓ
バジル（粗く刻む）……20g
塩、こしょう……各適量

【コジェッティ】
ズッキーニ（せん切りまたはらせん状に切る）……6本
パルメザンチーズ（すりおろし）……適量

■作り方

① 【ボロネーゼ】を作る。鍋にオリーブオイルを熱し、玉ねぎ、にんじん、セロリ、にんにくを入れる。中火で10～15分、全体がしんなりしてきつね色になるまで炒める。
② トマトピューレ、オレガノ、ナツメグパウダーを加えて混ぜ、さらに2～3分炒める。牛挽き肉を加え、スプーンでほぐしながらよく炒める。
③ 肉に赤い部分がなくなったら、ローリエ、トマト缶、赤ワインビネガーを加え、煮立ったら火を止める。
④ 牛乳を加えてよく混ぜ、弱火にかけ、とろみがつくまで1時間ほど煮込む。バジルを加えて塩、こしょうで味をととのえる。
⑤ 蒸気の立った蒸し器に【コジェッティ】を入れ、1分半ほど蒸す。皿に盛り、④のボロネーゼをかけ、パルメザンチーズをふる。

作りおき

ダークチョコレートトリュフ

所要時間
20分
（冷やし固める時間は除く）

材料（40個分・1食2個）

ダークチョコレート（カカオ分85～90%・細かく刻む）……300g
生クリーム……300mℓ
バター（無塩）……70g
カカオパウダー（無糖）……大さじ3

■作り方

① 鍋に生クリームとバターを入れて弱火にかけ、バターを溶かす。沸騰しないようにすること。
② ボウルにチョコレートを入れ、①を注ぐ。ヘラで優しく混ぜ合わせ、2分ほど置いて溶けたら、軽く混ぜる（クリームが熱すぎるとチョコレートが固まってしまう。その場合は、冷たい牛乳をかける）。
③ つやが出たらふたをして冷蔵庫で2時間以上冷やし固める。
④ 冷蔵庫から取り出し、10～20分ほど置いて少し温める。
⑤ バットにカカオパウダーをふるい入れ、④を小さじ山盛り1杯ほど手に取り、手早く丸めてチョコレートトリュフを作る。バットに転がし、カカオパウダーをまぶす。保存容器に移し、冷蔵庫でよく冷やす。数週間保存可。

ヴィーガン　15分以内で完成　作りおき

ダークチョコレート・ピーナッツバターボール

所要時間 15分
（冷やし固める時間は除く）

材料（12個分・1食2個）
ピーナッツバター（または好みのナッツバター）……150g
アーモンドパウダー……50～100g
ダークチョコレート（カカオ分85～90%）……100g
海塩（お好みで）……ひとつまみ

■作り方

① ボウルにナッツバターとアーモンドパウダー50gを入れ、スプーンで混ぜ合わせる。丸められる固さになるように、アーモンドパウダーを追加する（アーモンドパウダーの追加量は、ナッツバターの粘度や油分によって異なる。ナッツバターが固い場合は少なく、柔らかい場合は多くする）。
② 12個のボールに丸め、クッキングシートを敷いた天板にのせて冷蔵庫で冷やす。
③ ボウルにチョコレートを入れ、電子レンジで20秒ほど加熱するか、湯煎にかけて溶かす。
④ チョコレートが溶けたら、②のピーナッツバターボールを冷蔵庫から出し、1個ずつ爪楊枝で刺してチョコにくぐらせる（スプーンですくってピーナッツバターボールにかけてもよい）。クッキングシートの上に戻し、海塩ひとつまみ（お好みで）を加え、冷蔵庫で冷やし固める。数週間保存可。

フルーティー・フローズンヨーグルト

所要時間 5分

材料（2人分）
ギリシャヨーグルト……200g
冷凍ベリー（ラズベリー、ストロベリー、ブラックベリーなど）……75g
ダークチョコレート（カカオ分 85 ～ 90%・粗みじん切り）……2枚
ヘーゼルナッツ（ロースト・みじん切り）……小さじ2

■作り方

① ミニチョッパーかフードプロセッサーにギリシャヨーグルトと冷凍ベリーを入れて粗くかくはんする（冷凍ベリーと混ざることで、ヨーグルトは冷えてシャーベット状になる）。
② 器に盛り、チョコレートとヘーゼルナッツをまぶし、すぐに食べる。

ヒント
・ヨーグルトとベリーをかくはんして容器に入れ、冷凍庫で数時間凍らせると、アイスクリーム状になる

超時短レシピ

フル・ダイエット式「コンビニエンスフード」

この超時短レシピは、「3ステップ以下で説明できるレシピ」です。結果的には、3ステップで充分に書き表せました。現代人の生活は多忙であり、特に時間が足りないと感じる日もあるかもしれません。つまり、本プログラムの「コンビニエンス・フード」も、食品メーカーの「不便な食品」（P166）と同じくらい手早く簡単に作れるものでなければなりません。これから紹介するのは、超スピーディーかつシンプルでありながら、美味しくて満足感のある魔法のようなレシピ。そう、これはプログラムチャンピオンのための食べ物なのです。

概要

分量はすべて1人分（特に記載がない場合）です。人数に合わせて増やしてください。どのレシピにも、プログラムが推奨する野菜を添えられます。

トータルサラダ

① ボウルに葉野菜（香菜、レタス、ベビーほうれん草など）、みじん切りにしたキャベツ、にんじん、セロリ、トマト、きゅうり、ローストアーモンドやクルミ、かぼちゃやひまわりの種、ドライトマト、オリーブ、チェダーチーズ、フェタチーズなどを入れる

② オリーブオイルで和え、塩、こしょうをする

モッツァレラチーズとトマトサラダ　バジルオリーブオイル風味

① モッツァレラチーズとトマトを輪切りにして皿に盛る

② バジルの葉をちぎり、モッツァレラチーズとトマトの上にのせる

③ オリーブオイルを回しかけ、塩、こしょうする

ハムのロールアップ　チーズとトマト添え

① ハムの上にチーズを重ね、スライスしたトマトをのせる

② 塩、こしょうをして、ロール状に巻く

スモークサーモンのクリームチーズ巻き

① スモークサーモンにクリームチーズをぬり、黒こしょうをふって巻く

② レモン汁をかけるとさらに美味しい

チキンのトレイベイク（2人分）

① 油をぬった天板に鶏もも肉２枚（骨付きでも皮付きでも可）を入れ、好みのスパイスミックスをふりかける

② オリーブオイル少々を回しかけ、ゆすってなじませる

③ 塩、こしょうをし、210℃のオーブンで30分、鶏肉に火が通るまで焼く

ソーセージのオーブン焼き

① ラベルの指示に従って、オーブン（またはグリル）で焼く

ラムステーキ

① ラベルの指示に従って、焼く

ゆで卵

① 沸騰した湯に卵２個を入れ、半熟なら５分、固ゆでなら10分ゆでる

エッグマヨ

① 沸騰した湯に卵２個を入れ、10分ゆでる
② 20秒ほど冷水にさらし、流水の下で卵の殻をむく
③ 水気をきってフォークでつぶしてマヨネーズを混ぜ、塩、こしょうをする

目玉焼き　ベビーほうれん草とハム添え

① 皿にハムを数枚並べ、その上にベビーほうれん草をひとつかみのせる
② フライパンにオリーブオイルまたはバターを熱し、卵２個で目玉焼きを作る
③ ①のベビーほうれん草の上に②をのせてしんなりさせ、塩、こしょうをする

ツナマヨ

① ボウルにツナ缶の水気をきって入れる
② マヨネーズを加え、フォークでツナと混ぜ合わせ、塩、こしょうをする

ビネグレットドレッシング（２人分）

① 清潔な瓶に、オリーブオイル大さじ３、白ワインビネガー大さじ１、ディジョンマスタード（または粒マスタード）小さじ1/2、塩、こしょうを入れる
② 瓶をシェイクして混ぜ合わせる

梨とブルーチーズとクルミのサラダ

① 梨を４等分に切り、それをさらに４等分に切り、葉野菜と混ぜる（ベビーほうれん草が合う）
② ブルーチーズとクルミを砕いてかける
③ ビネグレットドレッシングをかける

ローストチキンの玉ねぎとレモン詰め（4～6人分）

① レモンは半分、玉ねぎは4等分に切り、丸鶏のくぼみに詰める。鶏の皮にオリーブオイルを回しかけ、塩、こしょうをする

② オーブンは200℃に予熱し、火が通るまでじっくり焼く

ダークチョコレートのナッツバターのせ

① ピーナッツバター、ヘーゼルナッツバター、アーモンドバターなどのナッツバター小さじ1～2杯分を、カード大のチョコレート2～3枚の上にぬる

② フレーク状の海塩をふりかけてもよい

いちごクリーム

① いちごは洗ってへたを落とし、大きさに応じて半分または4等分に切る

② ボウルに入れ、クリームをかける（クリームは生クリーム、クロテッドクリームのいずれでもよい。ホイップクリームは不可）

ベリー入りギリシャヨーグルト

① ヨーグルトをスプーンですくってボウルに入れ、いちご、ラズベリー、ブルーベリー、ブラックベリーなどお好みのベリーを加える

② 冷凍ベリーやナッツや種子類を加えても美味しい

ステーキのフライパン焼き

① 焼く10分前に冷蔵庫からステーキ肉を取り出し、キッチンペーパーで水気をふく
② フライパンを強火にかけ、煙が出ない程度に熱する。肉を入れて片面2分ずつ、ミディアムレアに焼く

ハロウミチーズのグリル

① ハロウミチーズを1㎝幅に切る
② 熱したグリルで4分、途中でチーズをひっくり返しながら焼く

カリフラワーのマッシュ（4人分）

① 沸騰した湯にカリフラワー1房を入れ、10分ほど柔らかくなるまで（フォークが簡単に刺さる程度）ゆで、ざるに上げて水気をきる
② ボウルかフードプロセッサーに入れ、バター、クリームチーズまたはチェダーチーズ（お好みで）を加え、塩、こしょうをする
③ ボウルの場合はフォークかマッシャーでつぶして混ぜる。フードプロセッサーの場合はなめらかになるまでかくはんする

バンズレスハンバーガー／チーズバーガー

① 牛挽き肉をハンバーガーのパテの形にし、塩、こしょうをする
② 途中で裏返しながら、合計8分ほど焼く（肉の厚さによる）
③ チーズバーガーの場合は、焼き終わる1分前にチーズをのせてグリルに戻し、溶けるまで焼く

サーモンステーキのオーブン焼き

① オーブンは180℃に予熱する
② サーモンに塩、こしょうをし、アルミホイルでゆるく包み、天板に並べる
③ 15分ほど、サーモンが透き通り、簡単にほぐれるまで焼く

金	土	日
ハロウミチーズのグリル ▶ P335 グリーンサラダ、トマト、きゅうりのビネグレットドレッシング和え ▶ P333	エッグマヨ ▶ P333 きゅうり、セロリスティック、アーモンドひとつかみ	梨とブルーチーズとクルミのサラダ ▶ P333
ボロネーゼとコジェッティ（ズッキーニのヌードル） ▶ P327	ハムのロールアップ チーズとトマト添え ▶ P332 クリュディテ（野菜の惣菜）とフムス いちごクリーム ▶ P334	3種のフリッタータ ▶ P313 グリーンサラダ ダークチョコレートのナッツバターのせ ▶ P334
メゼ（トルコ風オードブル）の盛り合わせ ▶ P315 りんごのナッツバター（小さじ2）のせ	カリフラワーとココナッツのタイ風スープ ▶ P307 フルーティー・フローズンヨーグルト ▶ P330	チリコンカンのチェダーチーズ、アボカド、サワークリーム添え ▶ P326 蒸しいんげん

	月	火	水	木
1日の最初の食事 食事時間枠を開くタイミング	スクランブルエッグのスモークサーモン、マッシュルーム、ベビーほうれん草添え ▶ **P302**	目玉焼き ベビーほうれん草とハム添え ▶ **P333**	ベリー入りギリシャヨーグルト ▶ **P334**	ソーセージのオーブン焼き ▶ **P332** グリーンサラダのオリーブオイルとかぼちゃの種添え
2番目の食事 ランチまたはディナー	ツナマヨ ▶ **P333** にんじんスティック、ミニトマト、チェダーチーズ 梨とひとつかみのナッツ	バンズレスチーズバーガー ▶ **P335** 蒸しブロッコリー	フェタチーズと紫玉ねぎのエッグマフィン ▶ **P305** グリーンサラダ ダークチョコレート・ピーナッツバターボール（1～2個） ▶ **P329**	トータルサラダ ▶ **P332** ダークチョコレートトリュフ（1～2個） ▶ **P328**
最後の食事 ディナー	ステーキのフライパン焼き（いんげん添え） ▶ **P335** ダークチョコレート（カード大）数枚 カモミールティー	ラムとハロウミケバブ ルッコラ、ヨーグルト、ミントのドレッシング添え ▶ **P324**	フィッシュパイのセロリマッシュ添え	タラの蒸し煮 レタス、グリーンピース、クレームフレーシュ添え ▶ **P322**

処方箋ではなく、あくまでも目安！

このサンプルメニューの目的は、単に本プログラムの美味しい1週間の食事がどのようなものかをイメージしてもらうためのものです。ですから、このスケジュールの通りに、月曜日に「スクランブルエッグ」、金曜日に「メゼの盛り合わせ」を食べる必要はありません。**自分の好きなタイミングで、好きなものを組み合わせて食べてください。**

たとえば、「クリスピー・ベイクドチキン　セロリチップス添え」のセロリチップスを「バンズレスチーズバーガー」と一緒に食べてもいいでしょう。また、自分の好みの料理をアレンジして、血糖値を急上昇させず、インスリン（脂肪製造機）が分泌されにくいように調整することもできます。たとえば、ラム肉とじゃがいものカレーを作るときは、じゃがいもをセロリに、ライスをカリフラワーライスに置き換えると効果的です。

なぜサンプルメニューには「朝食」がないの？

お気づきになった人もいると思いますが、このサンプルメニューでは1日の最初の食事を「朝食」と呼んでいません。これは「第3章　食事時間」を実践している人にとって、朝一番に空腹を感じず、朝食を摂らないことが多いからです。その場合、11時から14時の間に最初の食事をするケースが多く見られます。私の患者の大半も、この時間帯に食事時間枠を開始します。そこで誤解が生じないよう、「朝食」ではなく、「1日の最初の食事」という表現を用いています。

1日何食摂ればいいの？

ご覧のように、サンプルメニューは1日3回の食事を摂ることを前提にしています。けれども、これは必ずそうしなければならないという意味ではありません。何度もお伝えしてきたことですが、本プログラムでは、身体のメッセージに同調し、耳を傾けることを大切にします。もちろん、グレリンが発する空腹信号を1日3回、強く感じるという方は、そのメッセージに応じる形で、美味しいプログラムの食べ物を楽しむべきです。とはいえ、本プログラムが推奨する方法で食事をしていると、腸から脳への満腹ホルモンのメッセージが強く、はっきりと伝わるようになります。私の患者の多くは、この満腹感をしっかりと味わっています。食後に充分な満足感があるので、その後数時間は簡単に食事から離れられます。また患者の多くは、8時間の食事時間枠内での3食は多すぎるように感じます。こうした理由から、プログラムの実践が軌道に乗ると、多くの患者が1日2食、または2食に加えて軽食を摂るという形に落ち着いていきます。

最も重要なのは、自分で選択すること

本プログラムは、自分自身に合った方法で実践するのが最適です。いつ、何を食べるかは、自分が最も好ましい形で選択しましょう。そのうえで、プログラムの食事の豊かさや味わい、満足感を堪能してください。

参考文献

第1章　食べ物

Department for Environment, Food and Rural Affairs, 'Family food datasets Detailed annual statistics on family food and drink purchases', Published 13 December 2012; Last updated 16 November 2020. Available at: https://www.gov.uk/government/ statistical-data-sets/family-food-datasets

Ebbeling CB, Knapp A, Johnson A, Wong JMW, Greco KF, Ma C, Mora S, Ludwig DS, 'Effects of a low-carbohydrate diet on insulin- resistant dyslipoproteinemia – a randomized controlled feeding trial', Am J Clin Nutr. 2021 Sep 28: nqab287. doi: 10.1093/ajcn/ nqab287. Epub ahead of print.

Estruch R, Ros E, Salas-Salvadó J, Covas MI, Corella D, Arós F, Gómez-Gracia E, Ruiz-Gutiérrez V, Fiol M, Lapetra J, Lamuela- Raventos RM, Serra-Majem L, Pintó X, Basora J, Muñoz MA, Sorlí JV, Martinez JA, Fitó M, Gea A, Hernán MA, Martínez-González MA, PREDIMED Study Investigators, 'Primary Prevention of Cardiovascular Disease with a Mediterranean Diet Supplemented with Extra-Virgin Olive Oil or Nuts', N Engl J Med. 2018 Jun 21; 378 (25): e34.

Foster R and Lunn J, '40th Anniversary Briefing Paper: Food availability and our changing diet', Nutrition Bulletin (British Nutrition Foundation) 2007 Sep; 32 (3): 187–249.

Hameed S, Salem V, Alessimii H, Scholtz S, Dar O, Miras AD, Meeran K, Bloom SR, Ahmed AR, Purkayastha S, Chahal H, Tan T, 'Imperial Satiety Protocol: A new non-surgical weight-loss programme, delivered in a health care setting, produces improved clinical outcomes for people with obesity', Diabetes Obes Metab. 2021 Jan 23 (1): 270–5.

Howard BV, Van Horn L, Hsia J, Manson JE, Stefanick ML, Wassertheil-Smoller S, Kuller LH, LaCroix AZ, Langer RD, Lasser NL, Lewis CE, Limacher MC, Margolis KL, Mysiw WJ, Ockene JK, Parker LM, Perri MG, Phillips L, Prentice RL, Robbins J, Rossouw JE, Sarto GE, Schatz IJ, Snetselaar LG, Stevens VJ, Tinker LF, Trevisan M, Vitolins MZ, Anderson GL, Assaf AR, Bassford T, Beresford SA, Black HR, Brunner RL, Brzyski RG, Caan B, Chlebowski RT, Gass M, Granek I, Greenland P, Hays J, Heber D, Heiss G, Hendrix SL, Hubbell FA, Johnson KC, Kotchen JM, 'Low- fat dietary pattern and risk of cardiovascular disease: the Women's Health Initiative Randomized Controlled Dietary Modification Trial', JAMA 2006 Feb 8; 295 (6): 655–66.

Ludwig DS, Aronne LJ, Astrup A, de Cabo R, Cantley LC, Friedman MI, Heymsfield SB, Johnson JD, King JC, Krauss RM, Lieberman DE, Taubes G, Volek JS, Westman EC, Willett WC, Yancy WS, Ebbeling CB, 'The carbohydrate-insulin model: a physiological perspective on the obesity pandemic', Am J Clin Nutr. 2021 Sep 13; 114 (6): 1873–85. Epub ahead of print.

Mozaffarian D and Ludwig DS, 'Dietary guidelines in the 21st century–a time for food', JAMA 2010 Aug 11; 304 (6): 681–2.

NHS Digital, 'Health Survey for England, 2019: Overweight and obesity in adults and children. Published 2020. Available at: https://files.digital.nhs.uk/9D/4195D5/HSE19-Overweight- obesity-rep.pdf

Nordmann AJ, Suter-Zimmermann K, Bucher HC, Shai I, Tuttle KR, Estruch R, Briel M, 'Meta-analysis comparing Mediterranean to low-fat diets for modification of cardiovascular risk factors', Am J Med. 2011 Sep; 124 (9): 841–51.e2.

Pang MD, Goossens GH, Blaak EE, 'The Impact of Artificial Sweeteners on Body Weight Control and Glucose Homeostasis', Front Nutr. 2021 Jan 7; 7: 598340.

Ramsden CE, Zamora D, Majchrzak-Hong S, Faurot KR, Broste SK, Frantz RP, Davis JM, Ringel A, Suchindran CM, Hibbeln JR, 'Re-evaluation of the traditional diet-heart hypothesis: analysis of recovered data from Minnesota Coronary Experiment (1968-73)', BMJ 2016 Apr 12; 353: i1246.

Rosenbaum S, Skinner RK, Knight IB, Garrow JS, 'A survey of heights and weights of adults in Great Britain, 1980', Ann Hum Biol. 1985 Mar–Apr 12 (2): 115–27.

Rupp R, 'The Butter Wars: When Margarine Was Pink', National Geographic 2014. Available at: https://www.nationalgeographic.com/ culture/article/the-butter-wars-when-margarine-was-pink

Shai I, Schwarzfuchs D, Henkin Y, Shahar DR, Witkow S, Greenberg I, Golan R, Fraser D, Bolotin A, Vardi H, Tangi- Rozental O, Zuk-Ramot R, Sarusi B, Brickner D, Schwartz Z, Sheiner E, Marko R, Katorza E, Thiery J, Fiedler GM, Blüher M, Stumvoll M, Stampfer MJ, 'Dietary Intervention Randomized Controlled Trial (DIRECT) Group. Weight loss with a low- carbohydrate, Mediterranean, or low-fat diet', N Engl J Med. 2008 Jul 17; 359: 229–41.

Sylvetsky AC, Brown RJ, Blau JE, Walter M, Rother KI, 'Hormonal responses to non-nutritive sweeteners in water and diet soda', Nutr Metab (Lond). 2016 Oct 21; 13: 71.

United States Department of Health and Human Services and United States Department of Agriculture, '2015-2020 Dietary Guidelines for Americans', 8th Edition. December 2015. Available at: http://health.gov/dietaryguidelines/2015/guidelines

United States Senate, 'Dietary Guidelines for Americans: Hearing before a subcommittee of the committee on appropriations. United States Senate. Ninety Sixth Congress, Second Session. Special Hearing Department of Agriculture. Department of Health and Human Services. Non-Departmental Witnesses', United States Government Printing Office: Washington 1980.

Unwin D, Haslam D, Livesey G, 'It is the glycaemic response to, not the carbohydrate content of food that matters in diabetes and obesity: The glycaemic index revisited', Journal of Insulin Resistance 2016 Aug 19; 1 (1): a8.

Wang QP, Simpson SJ, Herzog H, Neely GG, 'Chronic Sucralose or L-Glucose Ingestion Does Not Suppress Food Intake', Cell Metab. 2017 Aug 1; 26: 279-80.

Wasserman DH, 'Four grams of glucose', Am J Physiol Endocrinol Metab. 2009 Jan; 296 (1): E11-21.

Willett WC, Stampfer MJ, Manson JE, Colditz GA, Speizer FE, Rosner BA, Sampson LA, Hennekens CH, 'Intake of trans fatty acids and risk of coronary heart disease among women', Lancet 1993 Mar 6; 341(8845): 581-5.

第2章　食欲

Batterham RL, Cohen MA, Ellis SM, Le Roux CW, Withers DJ, Frost GS, Ghatei MA, Bloom SR, 'Inhibition of food intake in obese subjects by peptide YY3-36', N Engl J Med. 2003 Sep 4; 349 (10): 941-8.

Batterham RL, Cowley MA, Small CJ, Herzog H, Cohen MA, Dakin CL, Wren AM, Brynes AE, Low MJ, Ghatei MA, Cone RD, Bloom SR, 'Gut hormone PYY (3-36) physiologically inhibits food intake', Nature 2002 Aug 8; 418: 650-54.

Batterham RL, Heffron H, Kapoor S, Chivers JE, Chandarana K, Herzog H, Le Roux CW, Thomas EL, Bell JD, Withers DJ, 'Critical role for peptide YY in protein-mediated satiation and body-weight regulation', Cell Metab. 2006 Sep; 4 (3): 223-33.

Chandler-Laney PC, Morrison SA, Goree LL, Ellis AC, Casazza K, Desmond R, Gower BA, 'Return of hunger following a relatively high carbohydrate breakfast is associated with earlier recorded glucose peak and nadir', Appetite 2014 Sep; 80: 236-41.

Chaudhri OB, Salem V, Murphy KG, Bloom SR, 'Gastrointestinal satiety signals', Annu Rev Physiol. 2008; 70: 239-55.

Considine RV, Sinha MK, Heiman ML, Kriauciunas A, Stephens TW, Nyce MR, Ohannesian JP, Marco CC, McKee LJ, Bauer TL, et al., 'Serum immunoreactive-leptin concentrations in normal-weight and obese humans', N Engl J Med. 1996 Feb 1; 334 (5): 292-5.

Cummings DE, Purnell JQ, Frayo RS, Schmidova K, Wisse BE, Weigle DS, 'A preprandial rise in plasma ghrelin levels suggests a role in meal initiation in humans', Diabetes 2001 Aug; 50 (8): 1714-19.

Cummings DE, Weigle DS, Frayo RS, Breen PA, Ma MK, Dellinger EP, Purnell JQ, 'Plasma ghrelin levels after diet-induced weight loss or gastric bypass surgery', N Engl J Med. 2002 May 23; 346 (21): 1623-30.

De Silva A, Salem V, Long CJ, Makwana A, Newbould RD, Rabiner EA, Ghatei MA, Bloom SR, Matthews PM, Beaver JD, Dhillo WS, 'The gut hormones PYY 3-36 and GLP-1 7-36 amide reduce food intake and modulate brain activity in appetite centers in humans', Cell Metab. 2011 Nov 2; 14 (5): 700-6.

Denroche HC, Huynh FK, Kieffer TJ, 'The role of leptin in glucose homeostasis', J Diabetes Investig. 2012 Mar 28; 3 (2): 115-29.

Fothergill E, Guo J, Howard L, Kerns JC, Knuth ND, Brychta R, Chen KY, Skarulis MC, Walter M, Walter PJ, Hall KD, 'Persistent metabolic adaptation 6 years after "The Biggest Loser" competition', Obesity (Silver Spring) 2016 Aug; 24 (8): 1612-9.

Halaas JL, Gajiwala KS, Maffei M, Cohen SL, Chait BT, Rabinowitz D, Lallone RL, Burley SK, Friedman JM, 'Weight-reducing effects of the plasma protein encoded by the obese gene', Science 1995 Jul 28; 269 (5223): 543-6.

Hall KD, Ayuketah A, Brychta R, Cai H, Cassimatis T, Chen KY, Chung ST, Costa E, Courville A, Darcey V, Fletcher LA, Forde CG, Gharib AM, Guo J, Howard R, Joseph PV, McGehee S, Ouwerkerk R, Raisinger K, Rozga I, Stagliano M, Walter M, Walter PJ, Yang S, Zhou M, 'Ultra-Processed Diets Cause Excess Calorie Intake and Weight Gain: An Inpatient Randomized Controlled Trial of Ad Libitum Food Intake', Cell Metab. 2019 Jul 2; 30 (1): 67-77.e3.

Holst JJ, Madsbad S, Bojsen-Møller KN, Svane MS, Jørgensen NB, Dirksen C, Martinussen C, 'Mechanisms in bariatric surgery: Gut hormones, diabetes resolution, and weight loss', Surg Obes Relat Dis. 2018 May;

14 (5): 708-14.

Latner JD and Schwartz M, 'The effects of a high-carbohydrate, high-protein or balanced lunch upon later food intake and hunger ratings', Appetite 1999 Aug; 33 (1): 119-28.

Leibel RL, Rosenbaum M, Hirsch J, 'Changes in energy expenditure resulting from altered body weight', N Engl J Med. 1995 March 9; 332 (10): 621-8.

Lustig R, Sen S, Soberman J, Velasquez-Mieyer P, 'Obesity, leptin resistance, and the effects of insulin reduction', Int J Obes. 2004 Oct; 28 (10): 1344-8.

McConnon A, Horgan GW, Lawton C, Stubbs J, Shepherd R, Astrup A, Handjieva-Darlenska T, Kunešová M, Larsen TM, Lindroos AK, Martinez JA, Papadaki A, Pfeiffer AF, van Baak MA, Raats MM, 'Experience and acceptability of diets of varying protein content and glycemic index in an obese cohort: results from the Diogenes trial', Eur J Clin Nutr. 2013 Sep; 67 (9): 990-5.

Nakazato M, Murakami N, Date Y, Kojima M, Matsuo H, Kangawa K, Matsukura S, 'A role for ghrelin in the central regulation of feeding', Nature 2001 Jan 11; 409 (6817): 194-8.

Neel JV, 'Diabetes mellitus: a "thrifty" genotype rendered detrimental by "progress" ?', Am J Hum Genet. 1962 Dec; 14 (4): 353-62.

Niswender KD, Schwartz MW, 'Insulin and leptin revisited: adiposity signals with overlapping physiological and intracellular signaling capabilities', Front Neuroendocrinol. 2003 Jan; 24 (1): 1-10.

Samra RA, 'Fats and Satiety'. In Fat Detection: Taste, Texture, and Post Ingestive Effects, ed. Montmayeur JP, le Coutre J (Boca Ranton (FL): CRC Press/Taylor & Francis, 2010).

Sumithran P, Prendergast LA, Delbridge E, Purcell K, Shulkes A, Kriketos A, Proietto J, 'Long-term persistence of hormonal adaptations to weight loss', N Engl J Med. 2011 Oct 27; 365 (17): 1597-1604.

Turton MD, O' Shea D, Gunn I, Beak SA, Edwards CM, Meeran K, Choi SJ, Taylor GM, Heath MM, Lambert PD, Wilding JP, Smith DM, Ghatei MA, Herbert J, Bloom SR, 'A role for glucagon-like peptide-1 in the central regulation of feeding', Nature 1996 Jan 4; 379 (6560): 69-72.

Wang J, Obici S, Morgan K, Barzilai N, Feng Z, Rossetti L, 'Overfeeding rapidly induces leptin and insulin resistance, Diabetes 2001 Dec; 50 (12): 2786-91.

Wren AM, Seal LJ, Cohen MA, Brynes AE, Frost GS, Murphy KG, Dhillo WS, Ghatei MA, Bloom SR, 'Ghrelin enhances appetite and increases food intake in humans,' J Clin Endocrinol Metab. 2001 Dec; 86 (12): 5992-5.

Zhang Y, Proenca R, Maffei M, Barone M, Leopold L, Friedman JM, 'Positional cloning of the mouse obese gene and its human homologue', Nature 1994 Dec 1; 372 (6505): 425-32.

第3章　食事時間

Asher G and Sassone-Corsi P, 'Time for food: the intimate interplay between nutrition, metabolism, and the circadian clock', Cell. 2015 March 26; 161 (1): 84-92.

Chaix A, Zarrinpar A, Miu P, Panda S, 'Time-restricted feeding is a preventative and therapeutic intervention against diverse nutritional challenges', Cell Metab. 2014 Dec 2; 20 (6): 991-1005.

Dikic I and Elazar Z, 'Mechanism and medical implications of mammalian autophagy', Nat Rev Mol Cell Biol. 2018 Jun; 19 (6): 349- 64.

Gallagher EJ and LeRoith D, 'Hyperinsulinaemia in cancer', Nat Rev Cancer 2020 Nov; 20 (11): 629-44.

Manoogian EN, Chow LS, Taub PR, Laferrère B, Panda S, 'Time- restricted eating for the prevention and management of metabolic diseases', Endocr Rev. 2021 Sep 22: bnab027. doi: 10.1210/endrev/ bnab027. Epub ahead of print. PMID: 34550357.

Mattson MP, Moehl K, Ghena N, Schmaedick M, Cheng A, 'Intermittent metabolic switching, neuroplasticity and brain health', Nat Rev Neurosci. 2018 Feb; 19 (2): 63-80.

Nelson DL and Cox MM, 'Hormonal Regulation and Integration of Mammalian Metabolism (23.3) Hormonal Regulation of Fuel Metabolism.' In Lehninger Principles of Biochemistry seventh edition (New York: WH Freeman and Company, 2017), 930-939.

Pak HH, Haws SA, Green CL, Koller M, Lavarias MT, Richardson NE, Yang SE, Dumas SN, Sonsalla M, Bray L, Johnson M, Barnes S, Darley-Usmar V, Zhang J, Yen CE, Denu JM, Lamming DW, 'Fasting drives the metabolic, molecular and geroprotective effects of a calorie-restricted diet in mice', Nat Metab. 2021 Oct; 3 (10): 1327-41.

Sutton EF, Beyl R, Early KS, Cefalu WT, Ravussin E, Peterson CM, 'Early time-restricted feeding improves insulin sensitivity, blood pressure, and oxidative stress even without weight-loss in men with prediabetes', Cell Metab. 2018 Jun 5; 27 (6): 1212-21.

Um S, Frigerio F, Watanabe M, et al., 'Absence of S6K1 protects against age- and diet-induced obesity while enhancing insulin sensitivity', Nature 2004 Sep 9; 431 (7005): 200-205.

Vigneri R, Sciacca L, Vigneri P, 'Rethinking the Relationship between Insulin and Cancer', Trends Endocrinol Metab. 2020 Aug; 31 (8): 551-60.

Wilkinson MJ, Manoogian ENC, Zadourian A, Lo H, Fakhouri S, Shoghi A, Wang X, Fleischer JG, Navlakha S, Panda S, Taub PR, 'Ten-Hour Time-Restricted Eating Reduces Weight, Blood Pressure, and Atherogenic Lipids in Patients with Metabolic Syndrome', Cell Metab. 2020 Jan 7; 31 (1): 92-104.

Yang L, Li P, Fu S, Calay ES, Hotamisligil GS, 'Defective hepatic autophagy in obesity promotes ER stress and causes insulin resistance', Cell Metab. 2010 Jun 9; 11 (6): 467-78.

Youm YH, Nguyen KY, Grant RW, Goldberg EL, Bodogai M, Kim D, D'Agostino D, Planavsky N, Lupfer C, Kanneganti TD, Kang S, Horvath TL, Fahmy TM, Crawford PA, Biragyn A, Alnemri E, Dixit VD, 'The ketone metabolite β-hydroxybutyrate blocks NLRP3 inflammasome-mediated inflammatory disease', Nat Med. 2015 Mar; 21 (3): 263-9.

Zhu Y, Yan Y, Gius DR, Vassilopoulos A, 'Metabolic regulation of Sirtuins upon fasting and the implication for cancer', Curr Opin Oncol. 2013; 25 (6): 630-6.

第4章　腸内環境

Breton J, Tennoune N, Lucas N, Francois M, Legrand R, Jacquemot J, Goichon A, Guérin C, Peltier J, Pestel-Caron M, Chan P, Vaudry D, do Rego JC, Liénard F, Pénicaud L, Fioramonti X, Ebenezer IS, Hökfelt T, Déchelotte P, Fetissov SO, 'Gut Commensal E. coli Proteins Activate Host Satiety Pathways following Nutrient-Induced Bacterial Growth', Cell Metab. 2016 Feb 9; 23 (2): 324-34.

Cammarota G, Ianiro G, Kelly CR, Mullish BH, Allegretti JR, Kassam Z, Putignani L, Fischer M, Keller JJ, Costello SP, Sokol H, Kump P, Satokari R, Kahn SA, Kao D, Arkkila P, Kuijper EJ, Vehreschild MJG, Pintus C, Lopetuso L, Masucci L, Scaldaferri F, Terveer EM, Nieuwdorp M, López-Sanromán A, Kupcinskas J, Hart A, Tilg H, Gasbarrini A, 'International consensus conference on stool banking for faecal microbiota transplantation in clinical practice', Gut 2019 Dec; 68 (12): 2111-21.

Chassaing B, Koren O, Goodrich JK, Poole AC, Srinivasan S, Ley RE, Gewirtz AT, 'Dietary emulsifiers impact the mouse gut microbiota promoting colitis and metabolic syndrome', Nature 2015 Mar 5; 519 (7541): 92-6.

David LA, Maurice CF, Carmody RN, Gootenberg DB, Button JE, Wolfe BE, Ling AV, Devlin AS, Varma Y, Fischbach MA, Biddinger SB, Dutton RJ, Turnbaugh PJ, 'Diet rapidly and reproducibly alters the human gut microbiome', Nature 2014 Jan 23; 505 (7484): 559-63.

Dominique M, Breton J, Guérin C, Bole-Feysot C, Lambert G, Déchelotte P, Fetissov S, 'Effects of macronutrients on the in vitro production of ClpB, a bacterial mimetic protein of α-MSH and its possible role in satiety signaling', Nutrients 2019 Sep 5; 11 (9): 2115.

Fetissov S, 'Role of the gut microbiota in host appetite control: bacterial growth to animal feeding behaviour', Nat Rev Endocrinol. 2017 Jan; 13 (1): 11-25.

Ley RE, Bäckhed F, Turnbaugh P, Lozupone CA, Knight RD, Gordon JI 'Obesity alters gut microbial ecology', Proc Natl Acad Sci USA 2005 Aug 2; 102 (31): 11070-5.

Ley RE, Turnbaugh PJ, Klein S, Gordon JI, 'Microbial ecology: human gut microbes associated with obesity', Nature 2006 Dec 21; 444 (7122): 1022-3.

Li Z, Yi CX, Katiraei S, Kooijman S, Zhou E, Chung CK, Gao Y, van den Heuvel JK, Meijer OC, Berbée JFP, Heijink M, Giera M, Willems van Dijk K, Groen AK, Rensen PCN, Wang Y, 'Butyrate reduces appetite and activates brown adipose tissue via the gut- brain neural circuit', Gut 2018 Jul; 67 (7): 1269-79.

Martel J, Ojcius DM, Chang CJ, Lin CS, Lu CC, Ko YF, Tseng SF, Lai HC, Young JD, 'Anti-obesogenic and antidiabetic effects of plants and mushrooms,'Nat Rev Endocrinol. 2017 Mar; 13 (3): 149-60.

Mazloom K, Siddiqi I, Covasa M, 'Probiotics: How Effective Are They in the Fight against Obesity?' Nutrients 2019 Jan 24; 11 (2): 258.

Moeller AH, Caro-Quintero A, Mjungu D, Georgiev AV, Lonsdorf EV, Muller MN, Pusey AE, Peeters M, Hahn BH, Ochman H, 'Cospeciation of gut microbiota with hominids', Science 2016 Jul 22; 353 (6297): 380-2.

Parks BW, Nam E, Org E, Kostem E, Norheim F, Hui ST, Pan C, Civelek M, Rau CD, Bennett BJ, Mehrabian M, Ursell LK, He A, Castellani LW, Zinker B, Kirby M, Drake TA, Drevon CA, Knight R, Gargalovic P, Kirchgessner T, Eskin E, Lusis AJ, 'Genetic control of obesity and gut microbiota composition in response to high-fat, high-sucrose diet in mice', Cell Metab. 2013 Jan 8; 17 (1): 141-52.

Schwiertz A, Taras D, Schäfer K, Beijer S, Bos NA, Donus C, Hardt PD, 'Microbiota and SCFA in lean and overweight healthy subjects', Obesity (Silver Spring) 2010 Jan; 18 (1): 190-5.

Scientific Advisory Committee on Nutrition, 'Carbohydrates and health'. Published 2015. London: The Stationery Office. Available at: https://assets.publishing.service.gov.uk/government/ uploads/system/ uploads/attachment_data/file/445503/SACN_ Carbohydrates and_Health.pdf

Silva YP, Bernardi A and Frozza RL, 'The Role of Short-Chain Fatty Acids From Gut Microbiota in Gut-Brain Communication', Front. Endocrinol. (Lausanne) 2020 Jan 31; 11: 25.

Sonnenburg ED, Smits SA, Tikhonov M, Higginbottom SK, Wingreen NS, Sonnenburg JL, 'Diet-induced extinctions in the gut microbiota compound over generations', Nature 2016 Jan 14; 529 (7585): 212-5.

Suez J, Korem T, Zeevi D, Zilberman-Schapira G, Thaiss CA, Maza O, Israeli D, Zmora N, Gilad S, Weinberger A, Kuperman Y, Harmelin A, Kolodkin-Gal I, Shapiro H, Halpern Z, Segal E, Elinav E, 'Artificial sweeteners induce glucose intolerance by altering the gut microbiota', Nature 2014 Oct 9; 514 (7521): 181-6.

Turnbaugh PJ, Ley RE, Mahowald MA, Magrini V, Mardis ER, Gordon JI, 'An obesity-associated gut microbiome with increased capacity for energy harvest', Nature 2006 Dec 21; 444 (7122): 1027- 31.

Vijay-Kumar M, Aitken JD, Carvalho FA, Cullender TC, Mwangi S, Srinivasan S, Sitaraman SV, Knight R, Ley RE, Gewirtz AT, 'Metabolic syndrome and altered gut microbiota in mice lacking Toll-like receptor 5', Science 2010 Apr 9; 328 (5975): 228-31.

Wong JM, de Souza R, Kendall CW, Emam A, Jenkins DJ, 'Colonic Health: Fermentation and Short Chain Fatty Acids', Journal of Clinical Gastroenterology, 2006; 40 (3): 235-43.

Wu GD, Chen J, Hoffmann C, Bittinger K, Chen YY, Keilbaugh SA, Bewtra M, Knights D, Walters WA, Knight R, Sinha R, Gilroy E, Gupta K, Baldassano R, Nessel L, Li H, Bushman FD, Lewis JD, 'Linking long-term dietary patterns with gut microbial enterotypes', Science 2011 Oct 7; 334 (6052): 105-8.

第5章　運動

Althoff T, Sosič R, Hicks JL, King AC, Delp SL, Leskovec J, 'Large- scale physical activity data reveal worldwide activity inequality', Nature 2017 Jul 20; 547 (7663): 336-9.

Aragno M and Mastrocola R, 'Dietary Sugars and Endogenous Formation of Advanced Glycation Endproducts: Emerging Mechanisms of Disease', Nutrients 2017; 9 (4): 385.

Brownie AC and Kernohan JC, 'Integration of metabolism'. In Master Medicine: Medical Biochemistry: A core text with self-assessment second edition (Churchill Livingstone, 2005), 145-162.

Chan JSY, Liu G, Liang D, Deng K, Wu J, Yan JH, 'Special issue - therapeutic benefits of physical activity for mood: a systematic review on the effects of exercise intensity, duration, and modality', J Psychol. 2019; 153 (1): 102-25.

Chia CW, Egan JM, Ferrucci L, 'Age-Related Changes in Glucose Metabolism, Hyperglycemia, and Cardiovascular Risk', Circ Res. 2018 Sep 14; 123 (7): 886-904.

Czech M, 'Insulin action and resistance in obesity and type 2 diabetes', Nat Med. 2017 Jul 11: 23 (7): 804-14.

Dolezal BA, Neufeld EV, Boland DM, Martin JL, Cooper CB, 'Interrelationship between Sleep and Exercise: A Systematic Review', Adv Prev Med. 2017; 2017: 1364387.

Eckel RH, Grundy SM, Zimmet PZ, 'The metabolic syndrome', Lancet 2005 Apr 16-22; 365 (9468): 1415-28.

Escobar-Morreale HF, 'Polycystic ovary syndrome: definition, aetiology, diagnosis and treatment', Nat Rev Endocrinol. 2018 May; 14 (5): 270-84.

Garfield V, Farmaki AE, Eastwood SV, Mathur R, Rentsch CT, Bhaskaran K, Smeeth L, Chaturvedi N, 'HbA1c and brain health across the entire glycaemic spectrum', Diabetes Obes Metab. 2021 May; 23 (5): 1140-9.

Goh SY and Cooper ME, 'Clinical review: The role of advanced glycation end products in progression and complications of diabetes', J Clin Endocrinol Metab. 2008 Apr; 93 (4): 1143-52.

Huang Y, Cai X, Mai W, Li M, Hu Y, 'Association between prediabetes and risk of cardiovascular disease and all cause mortality: systematic review and meta-analysis', BMJ 2016 Nov 23; 355: i5953.

Kahn S, Hull R, Utzschneider K, 'Mechanisms linking obesity to insulin resistance and type 2 diabetes', Nature 2006 Dec 14; 444 (7121): 840-6.

Levine JA, Vander Weg MW, Hill JO, Klesges RC, 'Non-exercise activity thermogenesis. The crouching tiger hidden dragon of societal weight gain', Arteriosclerosis, Thrombosis, and Vascular Biology 2006 Apr; 26 (4): 729-36.

Lim B, 'Exercising for a stronger heart'. In Keeping your heart healthy. (London: Penguin Life, 2021).

Naci H and Ioannidis JP, 'Comparative effectiveness of exercise and drug interventions on mortality outcomes: metaepidemiological study', BMJ 2013 Oct 1; 347: f5577.

Vina J, Sanchis-Gomar F, Martinez-Bello V, Gomez-Cabrera MC, 'Exercise acts as a drug; the pharmacological benefits of exercise', Br J Pharmacol. 2012 Sep; 167 (1): 1-12.

第6章　睡眠

Benedict C, Brooks SJ, O'Daly OG, Almèn MS, Morell A, Åberg K, Gingnell M, Schultes B, Hallschmid M, Broman JE, Larsson EM, Schiöth HB, 'Acute sleep deprivation enhances the brain's response to hedonic food stimuli: an fMRI study', J Clin Endocrinol Metab. 2012 Mar; 97 (3): E443-7.

Brondel L, Romer MA, Nougues PM, Touyarou P, Davenne D, 'Acute partial sleep deprivation increases food intake in healthy men', Am J Clin Nutr. 2010 Jun; 91 (6): 1550-9.

Donga E, van Dijk M, van Dijk JG, Biermasz NR, Lammers GJ, van Kralingen KW, Corssmit EP, Romijn JA, 'A single night of partial sleep deprivation induces insulin resistance in multiple metabolic pathways in healthy subjects', J Clin Endocrinol Metab. 2010 Jun; 95 (6): 2963-8.

Foster RG, 'Sleep, circadian rhythms and health', Interface Focus 2020 Jun 6; 10 (3): 20190098.

Fultz NE, Bonmassar G, Setsompop K, Stickgold RA, Rosen BR, Polimeni JR, Lewis LD, 'Coupled electrophysiological, hemodynamic, and cerebrospinal fluid oscillations in human sleep', Science 2019 Nov 1; 366 (6465): 628-31.

Hastings MH, Maywood ES, Brancaccio M, 'Generation of circadian rhythms in the suprachiasmatic nucleus', Nat Rev Neurosci. 2018 Aug; 19 (8): 453-69.

Hastings MH, Reddy AB, Maywood ES, 'A clockwork web: Circadian timing in brain and periphery, in health and disease', Nat Rev Neurosci. 2003 Aug; 4 (8): 649-61.

Kredlow MA, Capozzoli MC, Hearon BA, Calkins AW, Otto MW, 'The effects of physical activity on sleep: a meta-analytic review', J Behav Med. 2015 Jun; 38 (3): 427-49.

Meerlo P, Sgoifo A, Suchecki D, 'Restricted and disrupted sleep: effects on autonomic function, neuroendocrine stress systems and stress responsivity', Sleep Med Rev. 2008 Jun; 12 (3): 197-210.

Michel S, Meijer JH, 'From clock to functional pacemaker', Eur J Neurosci. 2020 Jan; 51(1): 482-93.

Nehlig A, 'Interindividual Differences in Caffeine Metabolism and Factors Driving Caffeine Consumption', Pharmacol Rev. 2018 Apr; 70 (2): 384-411.

Nikbakhtian S, Reed AB, Obika BD, Morelli D, Cunningham AC, Aral M, Plans D, 'Accelerometer-derived sleep onset timing and cardiovascular disease incidence: a UK Biobank cohort study', European Heart Journal - Digital Health. Published 2021 Dec; 2 (4): 658-66.

Okamoto-Mizuno K, Mizuno K, 'Effects of thermal environment on sleep and circadian rhythm', J Physiol Anthropol. 2012 May 31; 31 (1): 14.

Scheer FA, Hilton MF, Mantzoros CS, Shea SA, 'Adverse metabolic and cardiovascular consequences of circadian misalignment', PNAS. 2009 Mar 17; 106 (11): 4453-8.

Spiegel K, Knutson K, Leproult R, Tasali E, Van Cauter E 'Sleep loss: a novel risk factor for insulin resistance and Type 2 diabetes', J Appl Physiol. (1985). 2005 Nov; 99 (5): 2008-19.

Spiegel K, Leproult R, Van Cauter E, 'Impact of sleep debt on metabolic and endocrine function', Lancet 1999 Oct 23; 354 (9188): 1435-9.

Taheri S, Lin L, Austin D, Young T, Mignot E, 'Short sleep duration is associated with reduced leptin, elevated ghrelin, and increased body mass index', PLoS Med. 2004 Dec; 1 (3): e62.

Tosini G, Ferguson I, Tsubota K, 'Effects of blue light on the circadian system and eye physiology', Mol Vis. 2016 Jan 24; 22: 61-72.

第7章　遺伝

Bouchard C, Tremblay A, Després JP, Nadeau A, Lupien PJ, Thériault G, Dussault J, Moorjani S, Pinault S, Fournier G, 'The response to long-term overfeeding in identical twins', N Engl J Med. 1990 May 24; 322 (21): 1477-82.

Cecil JE, Tavendale R, Watt P, Hetherington MM, Palmer CN, 'An obesity-associated FTO gene variant and increased energy intake in children', N Engl J Med. 2008 Dec 11; 359 (24): 2558-66.

Cribb J, Johnson P, Joyce R, Oldfield Z, 'Jubilees compared: incomes, spending and work in the late 1970s and early 2010s', IFS Briefing Note BN128. Institute for Fiscal Studies. 2012. Available at: https://ifs.org.uk/bns/bn128.pdf

Department for Environment, Food and Rural Affairs (DEFRA) National Statistics - 'Food Statistics in your

pocket: Prices and expenditure'. Updated 30 November 2020. Available at: https:// www.gov.uk/ government/statistics/food-statistics-pocketbook/ food-statistics-in-your-pocket-prices-and-expenditure

Farooqi S and O'Rahilly S, 'Genetics of obesity in humans', Endocr Rev. 2006 Dec; 27 (7): 710–18.

Frayling TM, Timpson NJ, Weedon MN, Zeggini E, Freathy RM, Lindgren CM, Perry JR, Elliott KS, Lango H, Rayner NW, Shields B, Harries LW, Barrett JC, Ellard S, Groves CJ, Knight B, Patch AM, Ness AR, Ebrahim S, Lawlor DA, Ring SM, Ben-Shlomo Y, Jarvelin MR, Sovio U, Bennett AJ, Melzer D, Ferrucci L, Loos RJ, Barroso I, Wareham NJ, Karpe F, Owen KR, Cardon LR, Walker M, Hitman GA, Palmer CN, Doney AS, Morris AD, Smith GD, Hattersley AT, McCarthy MI, 'A common variant in the FTO gene is associated with body mass index and predisposes to childhood and adult obesity', Science 2007 May 11; 316 (5826): 889–94.

Llewellyn CH, Trzaskowski M, van Jaarsveld CHM, Plomin R, Wardle J, 'Satiety Mechanisms in Genetic Risk of Obesity', JAMA Pediatr. 2014 Apr; 168 (4): 338–44.

Melhorn SJ, Askren MK, Chung WK, Kratz M, Bosch TA, Tyagi V, Webb MF, De Leon MRB, Grabowski TJ, Leibel RL, Schur EA, 'FTO genotype impacts food intake and corticolimbic activation', Am J Clin Nutr. 2018 Feb 1; 107 (2): 145–54.

Murray S, Tulloch A, Gold MS, Avena NM, 'Hormonal and neural mechanisms of food reward, eating behaviour and obesity', Nat Rev Endocrinol. 2014 Sep; 10 (9): 540–52.

Neel JV, 'Diabetes mellitus: a "thrifty" genotype rendered detrimental by "progress" ?', Am J Hum Genet. 1962 Dec; 14 (4): 353–62.

NHS Digital, Health Survey for England, 2019: 'Overweight and obesity in adults and children'. Published 2020. Available at: https:// digital.nhs.uk/data-andinformation/publications/statistical/health- survey-for-england

Rosenbaum S, Skinner RK, Knight IB, Garrow JS, 'A survey of heights and weights of adults in Great Britain, 1980', Ann Hum Biol. 1985 Mar–Apr; 12 (2): 115–27.

Stice E, Spoor S, Bohon C, Small DM, 'Relation between obesity and blunted striatal response to food is moderated by TaqIA A1 allele', Science 2008 Oct 17; 322 (5900): 449–52.

Stunkard AJ, Harris JR, Pedersen NL, McClearn GE, 'The body- mass index of twins who have been reared apart', N Engl J Med. 1990 May 24; 322 (21): 1483–7.

Tung YCL, Yeo GSH, O'Rahilly S, Coll AP, 'Obesity and FTO: Changing Focus at a Complex Locus', Cell Metab. 2014 Nov 4; 20 (5): 710–18.

Wang GJ, Volkow ND, Logan J, Pappas NR, Wong CT, Zhu W, Netusil N, Fowler JS, 'Brain dopamine and obesity', Lancet 2001 Feb 3; 357 (9253): 354–7.

第8章　超加工食品

American Psychiatric Association, 'Substance-related and Addictive Disorders'. In Diagnostic and Statistical Manual of Mental Disorders fifth edition (Arlington, VA: American Psychiatric Association, 2013), 481–589.

Chang K, Khandpur N, Neri D, Touvier M, Huybrechts I, Millett C, Vamos EP, 'Association Between Childhood Consumption of Ultraprocessed Food and Adiposity Trajectories in the Avon Longitudinal Study of Parents and Children Birth Cohort', JAMA Pediatr. 2021 Sep 1; 175 (9): e211573.

Cordova R, Kliemann N, Huybrechts I, Rauber F, Vamos EP, Levy RB, Wagner KH, Viallon V, Casagrande C, Nicolas G, Dahm CC, Zhang J, Halkjær J, Tjønneland A, Boutron-Ruault MC, Mancini FR, Laouali N, Katzke V, Srour B, Jannasch F, Schulze MB, Masala G, Grioni S, Panico S, van der Schouw YT, Derksen JWG, Rylander C, Skeie G, Jakszyn P, Rodriguez-Barranco M, Huerta JM, Barricarte A, Brunkwall L, Ramne S, Bodén S, Perez-Cornago A, Heath AK, Vineis P, Weiderpass E, Monteiro CA, Gunter MJ, Millett C, Freisling H, 'Consumption of ultra-processed foods associated with weight gain and obesity in adults: A multi-national cohort study', Clin Nutr. 2021 Sep; 40 (9): 5079–88.

Fiolet T, Srour B, Sellem L, Kesse-Guyot E, Allès B, Méjean C, Deschasaux M, Fassier P, Latino-Martel P, Beslay M, Hercberg S, Lavalette C, Monteiro CA, Julia C, Touvier M, 'Consumption of ultra-processed foods and cancer risk: results from NutriNet-Santé prospective cohort', BMJ 2018 Feb 14; 360: k322.

Hall KD, Ayuketah A, Brychta R, Cai H, Cassimatis T, Chen KY, Chung ST, Costa E, Courville A, Darcey V, Fletcher LA, Forde CG, Gharib AM, Guo J, Howard R, Joseph PV, McGehee S, Ouwerkerk R, Raisinger K, Rozga I, Stagliano M, Walter M, Walter PJ, Yang S, Zhou M, 'Ultra-Processed Diets Cause Excess Calorie Intake and Weight Gain: An Inpatient Randomized Controlled Trial of Ad Libitum Food Intake', Cell Metab. 2019 Jul 2; 30 (1): 67–77.e3.

Johnson PM and Kenny PJ, 'Dopamine D2 receptors in addiction- like reward dysfunction and compulsive

eating in obese rats', Nat Neurosci. 2010 May; 13 (5): 635-41.

Lenoir M, Serre F, Cantin L, Ahmed SH, 'Intense sweetness surpasses cocaine reward', PLoS One 2007 Aug 1; 2 (8): e698.

McCann D, Barrett A, Cooper A, Crumpler D, Dalen L, Grimshaw K, Kitchin E, Lok K, Porteous L, Prince E, Sonuga-Barke E, Warner JO, Stevenson J, 'Food additives and hyperactive behaviour in 3-year-old and 8/9-year-old children in the community: a randomised, double-blinded, placebo-controlled trial', Lancet 2007 Nov 3; 370 (9598): 1560-7.

Monteiro CA, Cannon G, Lawrence M, Costa Louzada ML, Pereira Machado P, 'Ultra-processed foods, diet quality, and health using the NOVA classification system', Food and Agriculture Organization of the United Nations (FAO). 2019. Available at: http://www.fao. org/3/ca5644en/ca5644en.pdf

Monteiro CA, Cannon G, Moubarac JC, Levy RB, Louzada MLC, Jaime PC, 'The UN Decade of Nutrition, the NOVA food classification and the trouble with ultra-processing', Public Health Nutr. 2018 Jan; 21 (1): 5-17.

Moss, M, Salt, Sugar, Fat: How the Food Giants Hooked Us (WH Allen, 2014).

Rauber F, Louzada MLDC, Martinez Steele E, Rezende LFM, Millett C, Monteiro CA, Levy RB, 'Ultra-processed foods and excessive free sugar intake in the UK: a nationally representative cross-sectional study', BMJ Open 2019 Oct 28; 9 (10): e027546.

Rauber F, Steele EM, Louzada MLDC, Millett C, Monteiro CA, Levy RB, 'Ultra-processed food consumption and indicators of obesity in the United Kingdom population (2008-2016)', PLoS One 2020 May 1; 15 (5): e0232676.

Stuckler D and Nestle M, 'Big food, food systems, and global health', PLoS Med. 2012; 9 (6): e1001242.

第9章　歴史の教訓

Buettner D and Skemp S, 'Blue Zones: Lessons From the World's Longest Lived', Am J Lifestyle Med. 2016 Jul 7; 10 (5): 318-21. Delamothe T, 'Founding principles', BMJ. 2008 May 31; 336 (7655):1216-8.

Hex N, Bartlett C, Wright D, Taylor M, Varley D, 'Estimating the current and future costs of Type 1 and Type 2 diabetes in the UK, including direct health costs and indirect societal and productivity costs', Diabet Med. 2012 Jul; 29 (7): 855-62.

Himsworth HP, 'The syndrome of diabetes mellitus and its causes', Lancet 1949 Mar 19; 1 (6551): 465-73.

Holland WW and Stewart S, 'Public Health: The vision and the challenge', The Rock Carling Fellowship 1997. Published by The Nuffield Trust. 1998. Available at: https://www.nuffieldtrust.org. uk/files/2017-01/public-health-vision-challenge-web-final.pdf

Ministry of Food, 'This Week's Food Facts No.1: Grow fit not fat on your war diet. Make full use of the fruit and vegetables in season. Cut out 'extras', cut out waste; don't eat more than you need.' 1940.

Ministry of Health, 'A National Health Service'. Presented by the Minister of Health and the Secretary of State for Scotland to Parliament by Command of His Majesty February. London.

Published by His Majesty's Stationery Office (HMSO). London 1944.

Public Health England, 'A Century of Public Health Marketing. Enduring public health challenges and revolutions in communication'. 2017. Available at: https://publichealthengland. exposure.co/100-years-of-public-health-marketing

Rivett, G, The history of the NHS. Available at: https://www. nuffieldtrust.org.uk/health-and-social-care-explained/the-history- of-the-nhs

Whicher CA, O'Neill S, Holt RIG, 'Diabetes in the UK: 2019', Diabet Med. 2020 Feb; 37 (2): 242-7.

Young FG, Richardson KC, et al., 'Discussion on the cause of diabetes', Proc R Soc Med. 1949 May; 42 (5): 321-30.

第10章　言葉

Bannister R, The Four-Minute Mile (Lyons Press, 2018).

Draganski B, Gaser C, Busch V, Schuierer G, Bogdahn U, May A, 'Neuroplasticity: changes in grey matter induced by training', Nature 2004 Jan 22; 427 (6972): 311-2.

ESPN Films and Netflix, The Last Dance, directed by Jason Hehir. Episode X. 2020. Available at: www. netflix.com

Feldman S, Conforti N, Weidenfeld J, 'Limbic pathways and hypothalamic neurotransmitters mediating adrenocortical responses to neural stimuli', Neurosci Biobehav Rev. 1995 Summer; 19 (2): 235-40.

Fowler JH and Christakis NA, 'Dynamic spread of happiness in a large social network: longitudinal analysis over 20 years in the Framingham Heart Study', BMJ 2008 Dec 4; 337: a2338.

Hatfield E, Cacioppo JT, Rapson RL, 'Emotional Contagion',Current Directions in Psychological Science 1993; 2 (3): 96-100.

Kandel ER, Schwartz JH, Jessell TM, Siegelbaum SA, Hudspeth AJ, eds. 'The Organization of Cognition'. In Principles of Neural Science fifth edition (McGraw-Hill, 2012), 392-411.

Li Y, Lopez-Huerta VG, Adiconis X, Levandowski K, Choi S, Simmons SK, Arias-Garcia MA, Guo B, Yao AY, Blosser TR, Wimmer RD, Aida T, Atamian A, Naik T, Sun X, Bi D, Malhotra D, Hession CC, Shema R, Gomes M, Li T, Hwang E, Krol A, Kowalczyk M, Peça J, Pan G, Halassa MM, Levin JZ, Fu Z, Feng G, 'Distinct subnetworks of the thalamic reticular nucleus', Nature 2020 Jul; 583 (7818): 819-824.

Longe O, Maratos FA, Gilbert P, Evans G, Volker F, Rockliff H, Rippon G, 'Having a word with yourself: neural correlates of self- criticism and self-reassurance', Neuroimage 2010 Jan 15; 49 (2): 1849-56.

Meyer-Lindenberg A, Domes G, Kirsch P, Heinrichs M, 'Oxytocin and vasopressin in the human brain: social neuropeptides for translational medicine', Nat Rev Neurosci. 2011 Aug 19; 12 (9): 524- 38.

Nakajima M, Schmitt LI, Halassa MM, 'Prefrontal Cortex Regulates Sensory Filtering through a Basal Ganglia-to-Thalamus Pathway', Neuron 2019 Aug 7; 103 (3): 445-458.e10.

Neck CP and Manz CC, 'Thought self-leadership: The influence of self-talk and mental imagery on performance', Journal of Organizational Behavior 1992 Dec; 13: 681-99.

Posner MI, Rueda MR, Kanske P, 'Probing the mechanisms of attention'. In Handbook of Psychophysiology, ed. Cacioppo JT, Tassinary LG, Berntson GG (Cambridge: Cambridge University Press, 2007), 410-32.

Wimmer RD, Schmitt LI, Davidson TJ, Nakajima M, Deisseroth K, Halassa MM, 'Thalamic control of sensory selection in divided attention', Nature 2015; 526: 705-709.

Yin H and Knowlton B, 'The role of the basal ganglia in habit formation', Nat Rev Neurosci. 2006 Jun; 7 (6): 464-76.

Zhu Y, Nachtrab G, Keyes PC, Allen WE, Luo L, Chen X, 'Dynamic salience processing in paraventricular thalamus gates associative learning', Science 2018 Oct 26; 362 (6413): 423-429.

第11章　目標

Gollwitzer PM, 'Implementation intentions: strong effects of simpleplans', American Psychologist 1999 Jul; 54 (7): 493-503.

Hameed S, Salem V, Alessimii H, Scholtz S, Dar O, Miras AD, Meeran K, Bloom SR, Ahmed AR, Purkayastha S, Chahal H, Tan T, 'Imperial Satiety Protocol: A new non-surgical weight-loss programme, delivered in a health care setting, produces improved clinical outcomes for people with obesity', Diabetes Obes Metab. 2021 Jan; 23 (1): 270-5.

Johnson, M, Gold Rush: What makes an Olympic champion? (Harper Sport, 2012).

Locke EA and Latham GP, 'Building a practically useful theory of goal setting and task motivation. A 35-year odyssey', Am Psychol. 2002 Sep; 57 (9): 705-17.

Pearson J, 'The human imagination: the cognitive neuroscience of visual mental imagery', Nat Rev Neurosci. 2019 Oct; 20 (10): 624-34.

Solbrig L, Whalley B, Kavanagh DJ, May J, Parkin T, Jones R, Andrade J, 'Functional imagery training versus motivational interviewing for weight loss: a randomised controlled trial of brief

individual interventions for overweight and obesity', Int J Obes (Lond). 2019 Apr; 43 (4): 883-94.

Thaler RH and Sunstein CR, Nudge: Improving Decisions About Health, Wealth, and Happiness (New Haven, CT: Yale University Press, 2008).

第12章　脳の働き

Bruze G, Holmin TE, Peltonen M, Ottosson J, Sjöholm K, Näslund I, Neovius M, Carlsson LMS, Svensson PA, 'Associations of Bariatric Surgery with Changes in Interpersonal Relationship Status: Results From 2 Swedish Cohort Studies', JAMA Surg. 2018 Jul 1; 153 (7): 654-61.

Catani M, Dell'acqua F, Thiebaut de Schotten M, 'A revised limbic system model for memory, emotion and behaviour', Neurosci Biobehav Rev. 2013 Sep; 37 (8): 1724-37.

Diamond A, 'Executive functions', Annu Rev Psychol. 2013; 64: 135-68.

Felitti VJ, Anda RF, Nordenberg D, Williamson DF, Spitz AM, Edwards V, Koss MP, Marks JS, 'Relationship of childhood abuse and household dysfunction to many of the leading causes of death in adults. The Adverse Childhood Experiences (ACE) Study', Am J Prev Med. 1998 May; 14 (4): 245-58.

Felitti VJ, Jakstis K, Pepper V, Ray A, 'Obesity: problem, solution, or both?' Perm J. 2010 Spring; 14 (1): 24-30.

Fishbain DA, Rosomoff HL, Cutler RB, Rosomoff RS, 'Secondary gain concept: a review of the scientific evidence', Clin J Pain. 1995 Mar; 11 (1): 6-21.

Goldin PR, McRae K, Ramel W, Gross JJ, 'The neural bases of emotion regulation: reappraisal and suppression of negative emotion', Biol Psychiatry. 2008 Mar 15; 63 (6): 577-86.

Kandel ER, Schwartz JH, Jessell TM, Siegelbaum SA, Hudspeth AJ, eds. 'Emotions and Feelings'. In Principles of Neural Science fifth edition (McGraw-Hill, 2012), 1079-94.

Neill JR, Marshall JR, Yale CE, 'Marital changes after intestinal bypass surgery', JAMA. 1978 Aug 4; 240 (5): 447-58.

Ohman A, 'The role of the amygdala in human fear: automatic detection of threat', Psychoneuroendocrinology 2005 Nov; 30 (10): 953-8.

Salem V, Demetriou L, Behary P, Alexiadou K, Scholtz S, Tharakan G, Miras AD, Purkayastha S, Ahmed AR, Bloom SR, Wall MB, Dhillo WS, Tan TM, 'Weight Loss by Low-Calorie Diet Versus Gastric Bypass Surgery in People with Diabetes Results in Divergent Brain Activation Patterns: A Functional MRI Study', Diabetes Care 2021 Aug; 44 (8): 1842-51.

Williamson DF, Thompson TJ, Anda RF, Dietz WH, Felitti V, 'Body weight and obesity in adults and self-reported abuse in childhood', Int J Obes Relat Metab Disord. 2002 Aug; 26 (8): 1075-82.

第13章　気分

Blum K, Braverman ER, Holder JM, Lubar JF, Monastra VJ, Miller D, Lubar JO, Chen TJ, Comings DE, 'Reward deficiency syndrome: a biogenetic model for the diagnosis and treatment of impulsive, addictive, and compulsive behaviors', Journal of Psychoactive Drugs 2000 Nov; 32 (Suppl i-iv): 1-112.

Firth J, Gangwisch JE, Borisini A, Wootton RE, Mayer EA, 'Food and mood: how do diet and nutrition affect mental wellbeing?' BMJ 2020 Jun 29; 369: m2382.

Fung TC, Vuong HE, Luna CDG, Pronovost GN, Aleksandrova AA, Riley NG, Vavilina A, McGinn J, Rendon T, Forrest LR, Hsiao EY, 'Intestinal serotonin and fluoxetine exposure modulate

bacterial colonization in the gut', Nat Microbiol. 2019 Dec; 4 (12): 2064-73.

Gupta A, Osadchiy V, Mayer EA, 'Brain-gut-microbiome interactions in obesity and food addiction', Nat Rev Gastroenterol Hepatol. 2020 Nov; 17 (11): 655-72.

Hameed S, Salem V, Alessimii H, Scholtz S, Dar O, Miras AD, Meeran K, Bloom SR, Ahmed AR, Purkayastha S, Chahal H, Tan T, 'Imperial Satiety Protocol: A new non-surgical weight-loss programme, delivered in a health care setting, produces improved clinical outcomes for people with obesity', Diabetes Obes Metab. 2021 Jan; 23 (1): 270-5.

Jastreboff AM, Sinha R, Lacadie C, Small DM, Sherwin RS, Potenza MN, 'Neural correlates of stress- and food cue-induced food craving in obesity: association with insulin levels', Diabetes Care 2013 Feb; 36 (2): 394-402.

Mayer EA, 'Gut feelings: the emerging biology of gut-brain communication', Nat Rev Neurosci. 2011 Jul 13; 12 (8): 453-66.

Shin AC, Zheng H, Berthoud HR, 'An expanded view of energy homeostasis: neural integration of metabolic, cognitive, and emotional drives to eat', Physiology & Behavior 2009 Jul 14; 97 (5): 572-80.

Steinsbekk S, Barker ED, Llewellyn C, Fildes A, Wichstrøm L, 'Emotional Feeding and Emotional Eating: Reciprocal Processes and the Influence of Negative Affectivity', Child Dev. 2018 Jul; 89 (4): 1234-46.

Stice E, Spoor S, Bohon C, Small DM, 'Relation between obesity and blunted striatal response to food is moderated by TaqIA A1 allele', Science 2008 Oct 17; 322 (5900): 449-52.

Volkow ND, Wang GJ, Maynard L, Jayne M, Fowler JS, Zhu W, Logan J, Gatley SJ, Ding YS, Wong C, Pappas N, 'Brain dopamine is associated with eating behavior in humans', International Journal of Eating Disorders 2003 Mar; 33 (2): 136-42.

Wang GJ, Volkow ND, Logan J, Pappas NR, Wong C, Zhu W, Netsuil N, Fowler NS, 'Brain dopamine and obesity', Lancet 2001 Feb 3; 357 (9253): 354-7.

Wang YB, de Lartigue G, Page AJ, 'Dissecting the Role of Subtypes of Gastrointestinal Vagal Afferents', Front Physiol. 2020 Jun 11; 11: 643.

第14章　「自然に」痩せる秘密

Dunn C, Haubenreiser M, Johnson M, Nordby K, Aggarwal S, Myer S, Thomas C, 'Mindfulness approaches

and weight loss, weight maintenance, and weight regain', Curr Obes Rep. 2018 Mar; 7 (1): 37–49.

Edmund, M, Edison. (New York: Random House, 2020).

Erskine, RG, 'Life Scripts: Unconscious Relational Patterns and Psychotherapeutic Involvement'. In Life Scripts: A Transactional Analysis of Unconscious Relational Patterns (New York: Routledge, 2018), 1–28.

Hales SD and Johnson JA, 'Dispositional optimism and luck attributions: Implications for philosophical theories of luck', Philosophical Psychology 2018 Jul; 31 (7): 1027–45.

Kokkinos A, le Roux CW, Alexiadou K, Tentolouris N, Vincent RP, Kyriaki D, Perrea D, Ghatei MA, Bloom SR, Katsilambros N, 'Eating slowly increases the postprandial response of the anorexigenic gut hormones, peptide YY and glucagon-like peptide-1', J Clin Endocrinol Metab. 2010 Jan; 95 (1): 333–7.

Lean ME and Malkova D, 'Altered gut and adipose tissue hormones in overweight and obese individuals: cause or consequence?' Int J Obes (Lond). 2016 Apr; 40 (4): 622–32.

Levine JA, Eberhardt NL, Jensen MD, 'Role of nonexercise activity thermogenesis in resistance to fat gain in humans', Science 1999 Jan 8; 283 (5399): 212–14.

Levine JA, Lanningham-Foster LM, McCrady SK, Krizan AC, Olson LR, Kane PH, Jensen MD, Clark MM, 'Interindividual variation in posture allocation: possible role in human obesity', Science 2005 Jan 28; 307 (5709): 584–6.

Library of Congress: Life of Thomas Alva Edison. Library of Congress, Washington DC. Available at: https://www. loc.gov/collections/edison-company-motion-pictures- and-sound-recordings/articles-and-essays/biography/ life-of-thomas-alva-edison/

Maruyama K, Sato S, Ohira T, Maeda K, Noda H, Kubota Y, Nishimura S, Kitamura A, Kiyama M, Okada T, Imano H, Nakamura M, Ishikawa Y, Kurokawa M, Sasaki S, Iso H, 'The joint impact on being overweight of self reported behaviours of eating quickly and eating until full: cross sectional survey', BMJ 2008 Oct 21; 337: a2002.

Shakespeare W, As You Like It (London: Penguin Classics, 2015).

Thomas EL, Frost G, Taylor-Robinson SD, Bell JD, 'Excess body fat in obese and normal-weight subjects', Nutr Res Rev. 2012 Jun; 25 (1): 150–61.

Traeger L, 'Catastrophizing/Catastrophic Thinking'. In Encyclopedia of Behavioral Medicine, ed. Gellman MD, Turner JR (New York: Springer, 2013).

Wooden J, Wooden: A Lifetime of Observations and Reflections On and Off the Court (McGraw-Hill, 1997).

［著者］

サイラ・ハミード（Dr Saira Hameed）

内分泌学専門医、医学博士。オックスフォード大学で医学を専攻し、首席で卒業。ユニバーシティ・カレッジ・ロンドン（UCL）で臨床医学の研修を受け、学業成績優秀者として複数の賞を受賞。ロンドンの主要な大学病院で臨床研修を受けた後、インペリアル・カレッジ・ロンドン（ICL）で博士号を取得。博士課程修了後、優秀な研修医が選ばれるNIHR（国立健康研究所）の内分泌学臨床講師に任命された。この間、体重管理のサブスペシャリストとしての経験を積み、斬新で非常に効果的なインペリアル-サットプロ・プログラムを考案。患者の人生を変えるレベルの体重減少や、2型糖尿病の寛解などの健康改善を導いた。
現在はインペリアル・カレッジ・ロンドン医学部のシニア・チューターを務める。また、世界トップクラスの体重管理研究機関であるセント・メアリー病院インペリアル・ウエイト・センターと、学術・臨床ともに世界的評価が高いインペリアル内分泌センターの内分泌学指導医でもある。

［訳者］

児島 修（こじま・おさむ）

英日翻訳者。立命館大学文学部卒。訳書に『DIE WITH ZERO 人生が豊かになりすぎる究極のルール』『サイコロジー・オブ・マネー 一生お金に困らない「富」のマインドセット』『JUST KEEP BUYING 自動的に富が増え続ける「お金」と「時間」の法則』『勘違いが人を動かす 教養としての行動経済学入門』『成功者がしている100の習慣』（以上、ダイヤモンド社）等。

英国の専門医が教える

減量の方程式

——満腹でも痩せていく究極のダイエットプログラム

2025年1月7日　第1刷発行
2025年2月17日　第3刷発行

著　者——サイラ・ハミード
訳　者——児島 修
発行所——ダイヤモンド社
〒150-8409　東京都渋谷区神宮前6-12-17
https://www.diamond.co.jp/
電話／03·5778·7233（編集）　03·5778·7240（販売）

装丁デザイン—井上新八
本文デザイン・DTP—荒井雅美（トモエキコウ）
校正——鷗来堂
製作進行——ダイヤモンド・グラフィック社
印刷——堀内印刷所（本文）・新藤慶昌堂（カバー）
製本——ブックアート
編集担当——和田泰次郎

ISBN 978-4-478-11985-3